心靈的・食療的・體位的

瑜珈飲食

探索食物能量，實踐健康生活

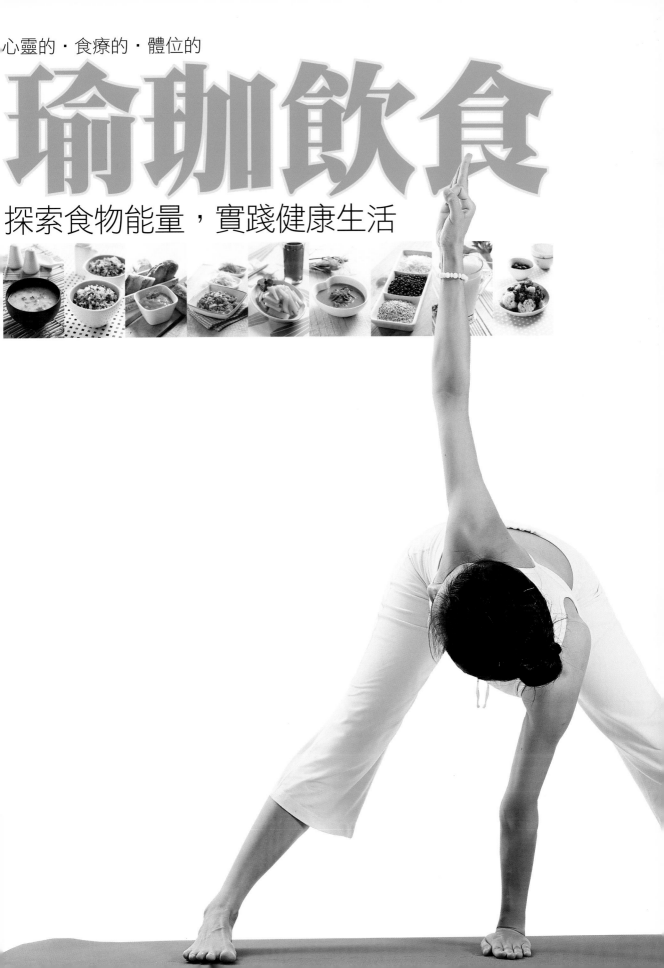

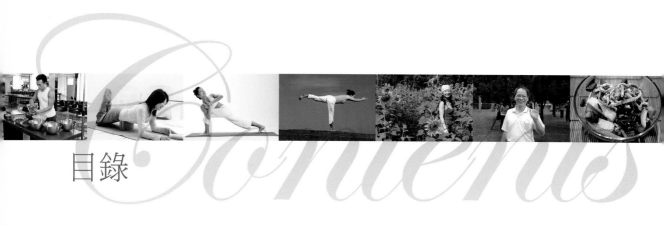

目錄

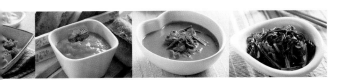

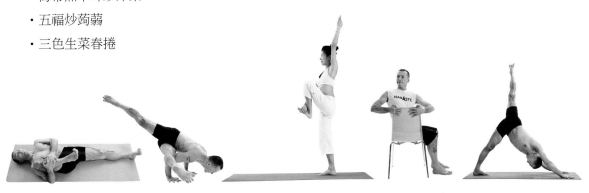

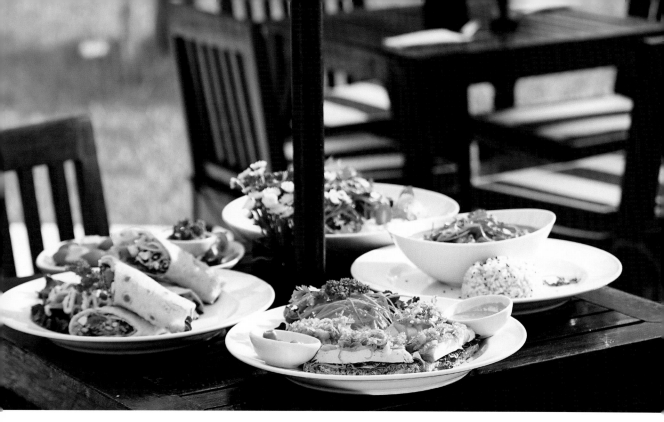

認識瑜珈飲食

　　所有的瑜珈源頭都在提醒身體對你的意義，古印度修行者會應用飲食與生活習慣來達到最終的身心靈連結目標，反觀現代人雖然對瑜珈或有初步認識，但瑜珈飲食到底是什麼，卻鮮少有人能說得清講得明，至於該怎麼應用瑜珈飲食就更不知所以然了。

　　因此，我們邀請在瑜珈生活領域上潛心投入多年的瑜珈師洪光明，透過以下的問答題來為我們解惑，希望能讓大家對瑜珈飲食的概念有更進一步認識。

文字／廖薇真　專業諮詢／洪光明瑜珈師　攝影／張緯宇、黃聖芸、徐榕志

瑜珈飲食的定義與範疇

　　「瑜珈飲食」沒有制式的定義，因為它與「瑜珈生活」一樣都具有不斷進化的特質；假設一個瑜珈初學者，發現之前吃紅肉會讓肢體較僵硬不易伸展，改吃白肉後，發現一些體位法可做得很順利，對他來說，吃白肉就是他的瑜珈飲食，因此，每個人適合的瑜珈飲食，定義是不盡相同的。

　　一般瑜珈初學者，會視瑜珈練習為一種認識身體的運動，讓腦跟身體的各部位開始有個比較好的連結；練久之後會發現，你的腦與呼吸、身體也必須要有連結；再持續練下去會發現，你的體位法與呼吸、腦有所連結；最後則領會，你的身心靈都會連結；這裡每一個過程都是瑜珈。

　　所以，瑜珈飲食也一樣。食物從種植環境，到採收與製作甚至食用過程，每一個環節都是瑜珈的體現。基本上，瑜珈飲食沒有明確的食譜定義，因為瑜珈與瑜珈飲食都並非宗教，而是在告知我們要如何生活與飲食，才是正確的。

雖然瑜珈飲食因人而異，但其中還是有共同點，那就是飲食中無論有沒有蒜、蔥、蛋、奶、魚、肉，你的目的都要為了自己的身體變更好、更健康。假如你對自己的飲食沒這層思考，那就不叫瑜珈飲食；倘若你光顧一個素食餐廳，是為了你身體變更健康，那就是一種瑜珈飲食，姑且不管那間餐廳用的醬料含多少防腐劑、食材用人工合成肉，或是添有多少對身體不好的化學色素⋯⋯

或許我們會問：為什麼這種不健康的素菜，可以變成瑜珈飲食呢？這就是重點！是因為他有心改良自己的飲食，但不知道怎麼吃他才會選擇這種不健康的素食，假如這個想改進的心一直存在，早晚他也會改善知識與意識。所以，在瑜珈飲食裡，你的心的目標比飲食更重要。

瑜珈飲食Q&A

瑜珈飲食的基礎

Q. 沒有練瑜珈，也適合瑜珈飲食嗎？

無論是否練習瑜珈，只要是適合自己的食物就是種瑜珈飲食。

所謂適合的食物是指，自己身體可以適應且對健康有幫助的食物；或是自己的身體可以適應自己所需要的食物。

Q. 瑜珈飲食就是吃素嗎？跟其他的飲食有何差別？

瑜珈飲食並不是執意要你吃素，而是要不傷生（Ahimsa），但因為不傷生，所以就沒肉可吃。吃素它不是目的，即使有些人吃素，但若他用言語暴力傷人，他吃的飲食就不能算是瑜珈飲食。

像一般飲食會要求美味就好，但瑜珈飲食是要吃「身體需要」而非你想要的食物，而且這些食物不只是有機無毒而已，還要知道

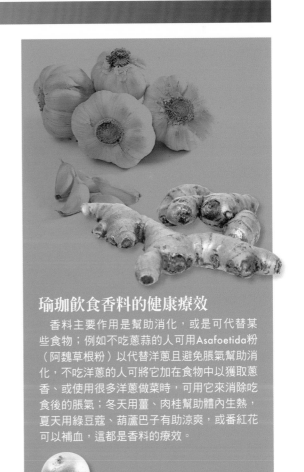

瑜珈飲食香料的健康療效

香料主要作用是幫助消化，或是可代替某些食物；例如不吃蒜蒜的人可用Asafoetida粉（阿魏草根粉）以代替洋蔥且避免脹氣幫助消化，不吃洋蔥的人可將它加在食物中以獲取蔥香、或使用很多洋蔥做菜時，可用它來消除吃食後的脹氣；冬天用薑、肉桂幫助體內生熱，夏天用綠豆蔻、葫蘆巴子有助涼爽，或番紅花可以補血，這都是香料的療效。

所吃的有機素菜是否顧及環保？瑜珈飲食會考慮整個飲食產生的過程，不是吃健康的食物就能叫做瑜珈飲食。

Q. 要如何利用瑜珈飲食來進行健康養生？

瑜珈飲食能讓人精神飽滿且富生氣，並回復身體應該要有的體重與年紀，更重要的是它能讓人更敏銳於自己身體的需求，更深入認識自己。

如果持續實行瑜珈飲食，並且時間要正確，也就是按照身體韻律去吃；人的身體內有真我、假我、自我，真的身體說不需要、假的騙說你餓了，自我卻是因喜歡而不管餓不餓，我們常會讓自我跟假我出現而吃下宵夜。我們要聆聽的是真我的聲音，常常打坐真我就會出現，自然而然就能達到健康養生的目的。

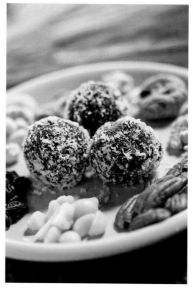

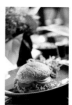

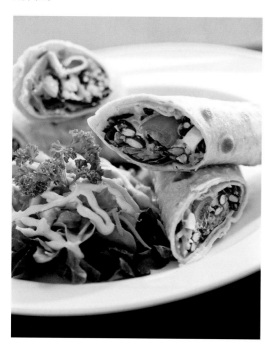

Q. 外食族或自己動手做菜，要注意什麼事？

如果是外食族，可以去有機店吃飯，點適合自己健康的食物。一般的素食店可能因使用人造食品、人工添加物比如色素、防腐劑、化學添加物等，不一定對你健康有幫助。

如果嘗試自己做菜，可以多參考國外的瑜珈食譜、去有機店買食材、創造一個無毒廚房。做菜的環境要有機無毒，可以先從拒用塑膠砧板、鐵氟龍不沾鍋，使用過濾水或礦泉水，改用有機醬油、海鹽、自然醋、二號砂糖、有機橄欖油等。

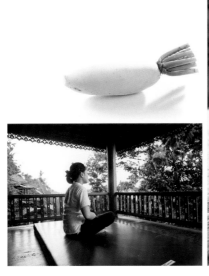

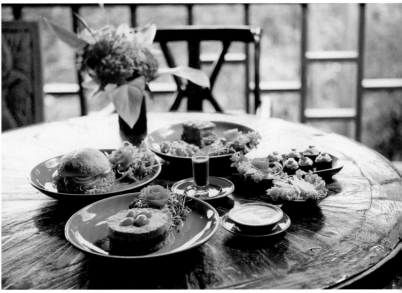

Q. 如何判斷哪些食物該不該吃？而吃素會不會營養不夠、容易餓，該如何解決？

多打坐，聽身體的聲音，不要用大腦印象去判斷，而是用身體真正的反應去判斷哪些食物應該吃。吃了食物後，嘴巴、喉嚨、身體上都會有種直覺教你去判斷，而且先吃半飽，留點時間給身體去反應，你的飲食越乾淨，你對身體的感覺會越敏銳。

關於吃素，一定要具備食物營養素的知識。舉例來說，素蛋白質沒有肉類來得飽滿，因此果仁類、豆類、根類、米、麥等，你吃的素蛋白種類要足夠；再如，B12來源是肉類，茹素可多從海苔、啤酒酵母、糙米等處去補充；體力要夠就需要多方從食物中的澱粉、蛋白質、礦物質去取得熱量。

Q. 有機食物可以與一般食物搭配嗎？遇到生食和熟食，順序上要怎麼搭配才健康？

可以搭配使用。容易殘留農藥多的葉菜類、玉米或草莓；土生根莖類如地瓜、蘿蔔或花生；米、麵粉等；最好是使用有機食物。至於像是樹上生的沒灑農藥或果仁類，預算不高的人可考慮用天然（或生機）就好。有機是土質比較乾淨，生機只是沒灑農藥、沒打抗生素，不過，若有機菜已經不新鮮的話，還不如選用新鮮的生機菜。

至於生與熟的比例沒硬性規定，端看身體需要與體質去決定。用餐順序上，先用沙拉生食是為獲取酵素，以助後續的主食消化，而餐後甜點則建議是用完餐一小時後再吃，因為身體消化熟食與甜食的時間不一樣。

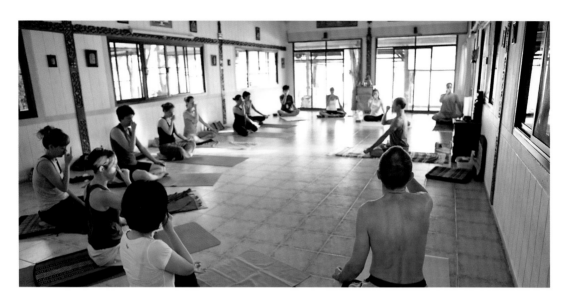

瑜珈&飲食保健

Q. 瑜珈跟飲食有何關係？吃素對瑜珈練習有什麼幫助？

瑜珈跟飲食兩者從來沒分開過，吃對就是瑜珈。

每個人體質不一樣，吃素對瑜珈練習幫助的範圍與深度也會不一樣。有些人吃素後，會感覺自己變得更有趣、易生智慧、更有慈悲、打坐時容易專注、練習體位法時身體更輕盈，這些都是因為瑜珈飲食容易消化與吸收而為個人帶來諸多變化。

Q. 瑜珈課的前後，要留意哪些飲食注意事項？

早上練的時候最好只喝水，練後半小時吃個清淡早餐。

事實上每個人體質不同，怎麼吃都因人而異，適合身體韻律即可。

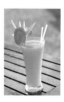

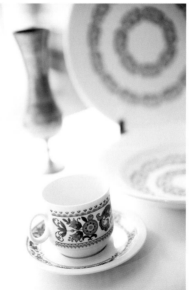

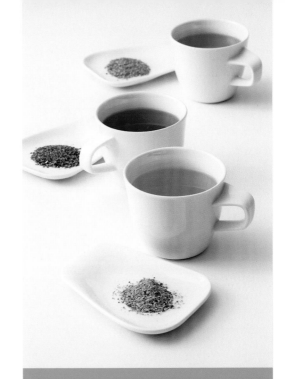

Q. 我需要遵守阿育吠陀飲食法嗎？

需要。阿育吠陀飲食法就是瑜珈的飲食法，阿育吠陀飲食是尊重飲食韻律的時間，何時該吃或不吃與身體這個大宇宙是有連結的，瑜珈是要你的身體去跟大宇宙做連結，跟你是屬於哪類體質（風型、土型、火型）也有關，這就是我們強調飲食要適合你體質的原因。

Q. 我需要去禁食或斷食嗎？

一定要。等到你覺得需要時就下決心去做，不只飲食連生活上也是如此，你會明白有很多東西其實是你並不需要的。一段時間的禁食就是斷食，端視個人體質來定禁食頻率，建議你每天晚上6點後禁食，直到隔日早上11點半，以助身體排毒。由於身體在中午12點消化得最久也吃得最多，晚上12點則火最盛而消化得最多，而晚上6點後沒再進食，此時體內沒什麼食物可消化，於是開始燃燒之前因飲食殘留體內的防腐劑、色素、味精等累積的毒素。此外，中醫也認為晚上10點後肝腎要休息，所以最好不要吃宵夜。年紀大的人更需要做短時間的禁食，因為年輕人活動力強到晚上消化力還很夠。藉由禁食的過程，也能增加你對慾望的了解，讓你清楚什麼是真的想要與需要。

專家建議

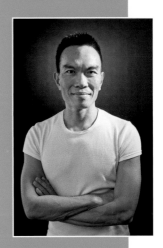

瑜珈師洪光明建議，每個人的瑜珈路不一樣，想實行瑜珈飲食主要是看你時間到了沒，不要貿然行事，也不要妄想一蹴可幾，若硬是馬上改成吃瑜珈飲食反而對身體有衝擊，而體會不到瑜珈飲食的好處。你應該要先找出自己的體質（體型人）、多了解營養概念、多看書了解這個領域，等你更了解自己的身體後再實行瑜珈飲食。這條路是很好玩的，不要覺得太有規定上的壓力。

Part 1

瑜珈飲食健康密碼

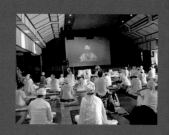

》瑜珈師解讀
　瑜珈與飲食健康理念

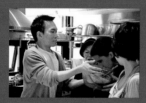

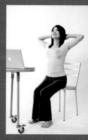

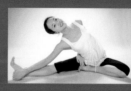

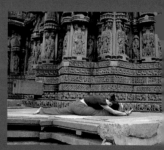

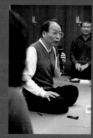

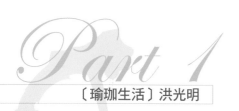
Open Heart 感受食物韻律 連結萬物能量

在洪光明身上，彷彿有心靈之眼的存在，他以開闊的心看待人與食物，不執著於任何東西，也不排斥任何現象，帶著「觀」的洞察能力，在令人敬畏且感恩的自然力量下，感受「道」的節奏並與之完全融合。在洪光明的瑜珈廚房裡，道的磁場無處不在。

採訪撰文／廖薇真　專業諮詢‧圖片提供／洪光明

「這，真的是素菜嗎？」在洪光明的廚房裡，總有人會冒出這樣的驚呼聲。

這句問話絕不是質疑，而是不可置信的驚喜以及佩服之意，不過倒也成了廚房裡不時上演的場景，常常只是變個語調，換個人問而已。有回，一位習武的外國大男生到洪光明的廚房吃飯，飯後洪光明問吃得還習慣嗎？那位外國人欲言又止地說：「我習慣吃素，不喜歡吃那麼多肉，你的菜裡肉放太多了。」

對這類狀況早已習以為常的洪光明，隨即咧著嘴哈哈大笑道：「我這邊是全素的。」

瑜珈師洪光明在瑜珈生活教室一隅，利用中島型廚房設計成開放式煮食空間，不僅是學生瑜珈課後喜愛休憩的地方，也是他的另一處生活道場。採光良好的烹飪區裡，窗外大把明亮的光線灑落工作台上，廚具與餐具整潔有序、排列美觀，煮食動線規劃順暢；一側的中島型吧台既能充當備餐時的準備台，也能做為小型餐桌來用餐，走道旁並陳列各式各樣的國外有機食材；與廚房相連的用餐區，布置簡單而優雅，牆上藝術織品輝

映古樸色系的桌椅陳設，營造自然舒適的放鬆氣氛。

「心情愉快地用餐，是感謝食物最好的方式。」瑜珈師洪光明說起對待食物的態度，正是他個人生活方式的寫照，而他的生活方式決定了他自己的飲食。他，吃素。

一瞬間的剛好　蔬食養生

你說他吃素，他不認同地說：「我吃素，是剛好肉不健康。」

你指證他的菜是素的，他搖頭表示：「沒有啊，只是剛好沒肉。」

你再辯說他做素菜，他只能無奈看著你：「我不是在做素菜啊，我是在做健康飲食。」

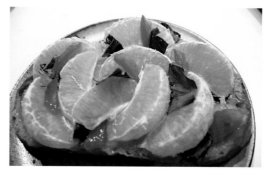

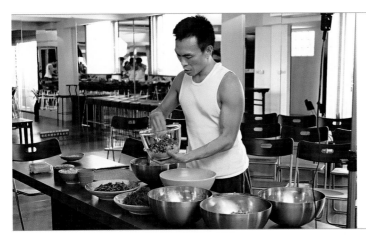

> Yoga Living瑜珈生活 瑜珈師 洪光明

出生於美國芝加哥,於新加坡成長,畢業於美國密西根大學中國藝術史碩士。在台灣開設「亞細亞佳古美術」經營古董藝術拍賣16年,曾受邀至紐約蘇富比發表演説,亦同時擔任國內外博物館的藝術顧問。1999年開始接觸瑜珈,2002年教授瑜珈課程,2004年成立洪光明「Yoga living瑜珈生活」以及健康養生廚房至今。現職為「Yoga Living瑜珈生活」負責人、國賓飯店Aqua Lounge餐飲顧問。

哎,讓人不免心想或許是他新加坡人的文法與邏輯,才會顯得雞同鴨講。洪光明是吃素沒錯,但他不是因為練瑜珈才改吃素;他並不排斥肉,也絕非為吃素而不吃肉,而是為了要吃好的、健康的東西所以才不碰肉類,只不過「剛好」這些好吃又健康的食物都是素的而已。

6年前的1月19日,他去香港的途中,在飛機上看報紙,讀著媒體恐慌似地報導口蹄疫病情蔓延,讓他想起前幾天才看到關於鮭魚的汞污染、香港的禽流感、加拿大的狂牛症新聞……這一連串的事件都令他心生感觸:這些肉都生病了,還有哪些肉是乾淨的?他要怎麼避免吃到不乾淨的肉?為了讓自己不用傷腦筋去煩這些問題,當下便決定乾脆什麼肉都不吃。

「我永遠記得這個日期,從那天起我就再也不吃肉了。我意識開了,頓悟到我不吃肉了。」對他來說,這福至心靈的念頭也來得真是剛好;生活裡,每天他要煩惱的公事與雜事已經一堆了,而這樣一個乾脆俐落的決定,讓他從此少了一個大煩惱。

身為瑜珈師的他發現,自從不吃肉改吃健康的蔬食,打坐時很快就進入定心靜氣的狀態,而且很多瑜珈動作也能輕易做到,遇到需要跳來跳去的串連動作時,身體變得更輕盈了,「吃肉會讓身體較重,肉在體內要三天才能消化完,還會累積毒素。不吃肉既不殺生也不傷身,多好啊!」雖然他常與人分享為什麼做瑜珈要吃素,但卻從不要求對方一定要吃素,因為每個人的體質不一樣,或許就有人體質不適合茹素,不過他很樂於做的是告訴那些吃素者:「要多認識一些營養理念,才不會因為吃素而傷到他們身體。」

純淨有機食材 健康飲食

開始吃素後,他不愁找不到地方吃飯,因為住家附近有許多素食餐廳,可是他卻發現台灣的素菜看起來都一樣,吃多了舌頭會麻,不僅讓他感到味覺麻痺,更無法滿足追求美食的享受。既然他挑剔餐廳做得不好吃,同時也擔心食物來源問題,於是乾脆自己下廚做菜,再加上自身的做菜天賦,造就他日益精湛的廚藝。

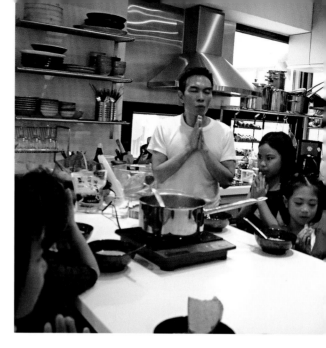

即便吃的是蔬果，但也要吃得健康才對，因此他喜歡以有機食材做菜。遵行有機飲食不只是吃有益健康的餐點，也要同時關照到整個地球。洪光明認為我們都是宇宙的孩子，就像日月星辰花草樹木，宇宙正以它最恰當的方式展現，我們必須學會尊重並欣賞對方的存在。

為追求健康養生，他選擇低澱粉、高纖維做為主要食材來源，並使用台灣少見的原物料入菜：像是用有機印地安麥當主食、拿有機埃及豆粉做蛋糕、以有機印度雞豆粉來桿餅皮……

「印地安麥是21世紀的超級食物，它不含澱粉又高纖維，容易吸收菜的湯汁，富含多種氨基酸、維他命、礦物質，可是台灣人對它印象不好，只會拿來跟米放在電鍋一起煮，太可惜了。你可以拿它來當主餐、做蛋

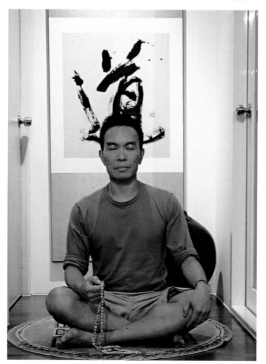

糕或馬芬，都很好吃。」

「台灣沒有人接受用無花果入菜做鹹的，可是無花果的籽很好，多纖維能刮除體內不乾淨物質。」

「還有加拿大黑椰米或天竺香米，台灣人也是接受度不高，可是它們很營養又是低澱粉，而且不只能煮成飯吃，還可以做沙拉、炒飯、湯品這些料理……」聊到健康食物，眼前侃侃而談的洪光明，天生就是有種本事，能看穿萬事萬物的本質，讓食材充分地物盡其用，於焉形成他飲食風格的獨到之處。

開心的做菜法　自由烹飪

誠如他對「道」的見解，太極是宇宙的韻律，看他不疾不徐做菜的過程，像是打了一回禪；他享受做菜的每個程序，用心去體會食物的來源，繼而從關注自己與環境的互動，去體會萬事萬物的道理。他，懂得食物中奇妙的節奏，常做出個性獨特的菜，讓人對素食二字澈底改觀。

洪光明的料理絕無一般人對傳統素菜的既定印象，而是帶著洪式實驗精神、自由發揮

的創意，往往信手拈來就是美味佳餚，沒有規矩要遵守，沒有食譜要照做，僅看廚房有什麼食材他就能開始施展食物魔法了，所以你別訝異巧克力蛋糕為何甜菜根要摻和、西米露又何以需水芹菜來攪局。「做菜要open heart，不一定要固定的想法才能做菜。假如心有開，你就置身於道德經的道的磁場內。自然而然就發明一個新菜，也是瑜珈的表現。」是啊，誰說不能用素菜做甜點的？他將心打開，於是吸收得更多，當然也就有更多東西可以拿出來。

「我學太極、研究東方藝術，所以對『道』的概念比較敏銳，『道』就是宇宙自然的能量，我們都活在『道』裡。」洪光明順應宇宙能量，讓每樣食物充分發揮各自的健康效益。

正因他心中沒有太多制式的概念，全憑自由心志，才會比起餐飲科班出身的人來得更具有創意。「我做菜沒有障礙，是因為我知道一些大自然的規矩。」他進一步解釋：「比方說秋葵與番茄是絕配，在國外它可以做成一道黑人的飲料，也可以煮爛配成燴飯醬。不管是印度咖哩、泰國濃湯、摩洛哥紅燒菜也好，不一樣的國家都如此搭配，是因為這兩個菜的磁場連在一起時，是剛好的。」

萬事萬物都有其磁場，秋葵有它的韻律，番茄當然也有自己的節奏，而兩者搭配後所產生的韻律，又與大自然的韻律互相和諧，當你吃下食物後得到了它的健康韻律，於是你身體的韻律跟宇宙的韻律就連結一致，因而你不會覺得兩者食物有何衝突或怪異。這就是「道」，「道」將所有東西連結起來，而連結就是瑜珈，自然你的飲食就很瑜珈了。

融合異國風味　文化料理

他從不特意說自己做的是瑜珈飲食。「瑜珈飲食就是不偏食，是用open heart去接受，只要它對身體健康。」「學瑜珈也是如此，不偏人，不管皮膚顏色是什麼，只要人的心是好的就都可以接受。」練瑜珈時他沒有派

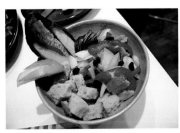

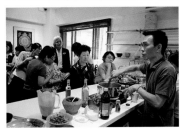

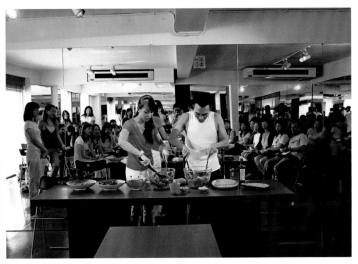

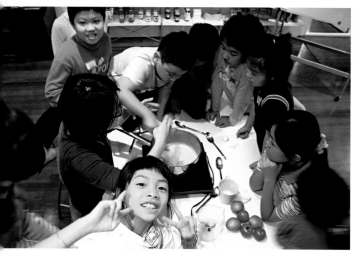
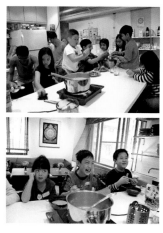

別門地之見，做菜時他則不限定料理風格，異國風味是他最愛的混搭，而且越遙遠的國家他越愛；像是日式沙拉、西班牙飯、賽普勒斯湯、法式甜點，往往一套全餐吃下來就像環遊了一回世界，帶你親嚐異國各式美食，體驗這世界的美好。

「我沒有固定派別，最好的師父是沒有派別的，就像最好的藝術家是沒有風格的，而我的風格就是什麼風格都可以做。」不論是瑜珈或飲食，在洪光明身上你看不見特定標籤，因為他有跳躍性思考，隨時都能做出最合乎自然的「連結」來；例如他的昆達里尼（Kundalini）能搭阿斯坦加（Ashtanga）瑜珈、調息法會配瑜珈動作、甜菜根可融在巧克力裡、豆腐可做成慕斯……如此種種的搭配方式，就是他順應自然本質的瑜珈體現。

事實上，瑜珈已與他的生活融為一體；他練體位法、打坐、讀道德經、學古美術、研究東方哲學，並實踐瑜珈經於日常作息中，他將所有生活的藝術都連結起來後，發現：「其實生活的藝術就是一個『道』，假如你身體有『道』的能量，你不會生病，因為你知道怎麼活，只要聽你的心就會知道。」洪光明傾聽食物告訴他生命的故事，把來自天南地北的食物，適切適性地連結起來，融合成無國界的文化料理。

培養飲食觀念　從小扎根

由於媽媽是營養師開過餐廳，洪光明從小在耳濡目染下認識食物，念書時學會自己烹調，也很早就接觸到有機飲食的概念，每個嚐過他做的料理的人，都直呼好吃到不行，不過若稱讚他有做菜天分的話，他卻說：「那不是天分，我們人哪裡需要靠天分活著？每個人其實都有做菜的本能。」

對洪光明來說，宇宙裡「道」的能量無所不在，為了讓大家也認識「道」，他教授全面性的瑜珈之道，而烹飪課就是體現「道」的路徑之一。有別於坊間的烹飪課，他著重在傳遞正確的飲食概念，吃健康食品不見得人就會變健康，而是要吃適合自己的健康食物；他不僅教成人明白食物和身體的連結與療癒效果，更用心於帶領兒童認識健康的飲食習慣，他深信只要改正孩子對食物的偏差習慣，就能為他們播下健康的種籽。

在兒童烹飪課教學時，他喜歡引導孩子去思考，學會將心打開去接受每種食物的滋味。他帶孩子上市場去分辨什麼是新鮮的

菜，去有機店認識健康食品的概念，再讓他們發揮直覺去做菜。更重要的是，他教會孩子不偏食、不浪費的道理，但卻不勉強他們吃不喜歡的東西，因為就算有不喜歡的食物也要分給別人吃而不行丟掉；同時也改正孩子吃飯不專心的現象，不能吃一半出去玩再回來吃，「因為這是你與菜的連結，你要尊重那個菜，菜不只是生活需要的一部分，也是生活享受的重要部分。」他要讓孩子從小就知道，吃飯是一種享受。

洪光明以個人獨特的、生活化的活潑教學方式，將人們對待食物應有的正確態度與感恩之心，潛移默化到孩子們的日常行為中，他說這是為了：「要在孩子心中種下一個籽，以後假如他們迷路了、長大吃不對生病了，我這個籽會發芽，讓他們慢慢回復之前我曾教過的飲食習慣。」

在洪光明的瑜珈廚房裡，看著孩子拿起大菜刀，戰兢地切菜，俐落地剁菜，沒有人害怕會做不好，每個人嘻笑著像玩遊戲，像變魔術般，稚嫩小手毫不NG地變出可愛的小小獅子頭來，或許做菜對孩子們來說是個新挑戰，不過卻為他們帶來有趣的生活體驗。

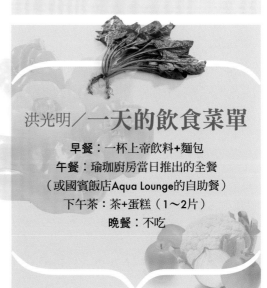

洪光明推薦餐廳

＊Yoga Living瑜珈生活／純素廚房

瑜珈生活座落於繁華的台北東區某處靜謐小巷中，是個能讓人卸下煩塵俗事、在瑜珈中調身靜心的心靈空間。附設的純素廚房週一至週五推出早餐、午餐、下午茶、晚餐輕食。專為台北都會人準備重口味、健康有趣的異國飲食，給予上班族繼續工作的豐沛能量。

地址：台北市大安路一段101巷10號2樓
電話：02-87731640

＊國賓飯店Aqua Lounge

強調健康有機的複合式餐廳，午餐時段供應無國界的無毒健康輕食自助餐料理，並以「水」的意念提供各式各樣的健康蔬果汁和有氧飲品。

地址：台北市中山北路二段63號1樓
電話：02-21002100

洪光明／一天的飲食菜單

早餐：一杯上帝飲料+麵包
午餐：瑜珈廚房當日推出的全餐
（或國賓飯店Aqua Lounge的自助餐）
下午茶：茶+蛋糕（1～2片）
晚餐：不吃

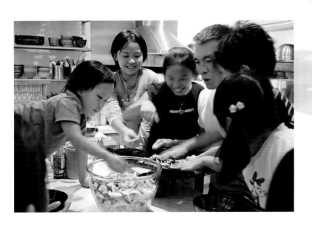

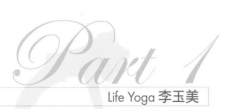

身體淨化，自然會
告訴我們想吃什麼！

會讓人用生命去燃燒與延續的志業，通常背後都有一個令人刻骨銘心的故事。

投入瑜珈教學10多年的李玉美，就是這樣一個把瑜珈當做是恩典、福氣與使命在燃燒的人，至今她對瑜珈的熱愛始終有增無減，只要一談起瑜珈，立刻眉飛色舞、滔滔不絕，就連從沒接觸過瑜珈、沒上過瑜珈課的人，也會立刻感染到她的熱情與活力。

採訪撰文／陳秀麗　專業諮詢・圖片提供／李玉美　攝影／張緯宇、徐榕志

因為發願要將自己投入瑜珈得到的美好與健康分享別人，所以只要一有機會，李玉美就會不厭其煩地向別人述說瑜珈的種種美好經驗。「瑜珈真的很棒，你一定要來試試」、「很簡單的，不是你們想的那麼難」、「上了瑜珈之後，你就會愛上它」……絕不放棄任何引領他人加入瑜珈行列的機會，彷彿只要進入瑜珈的世界，就能感受生活的幸福。

這正是李玉美「生活瑜珈」的精神和主張，「身體就像一間房子，若不打開窗、打開門，就會覺得悶悶的，一旦打開了，整間房子就暢通、舒服了。所以，當你覺得胸口鬱悶、呼吸不順時，就展開你雙手的窗戶、拉開從頭到腳的落地窗，讓空氣、陽光進來，心情就會跟著舒暢起來，自然令人感到開心與幸福。」道理很簡單卻也很實際。

回溯這十多年來的過往，李玉美發現近幾年是她人生最精采也最舒服的階段，而且心中越來越喜樂；已經50歲的她，不只外表，心境感受也比30歲之前的自己更健康、更有

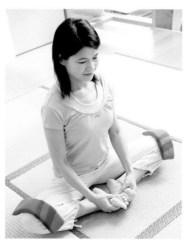

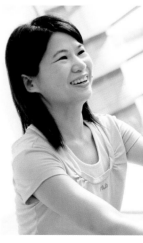

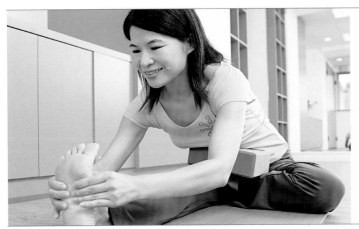

> LIFE YOGA生活瑜珈 瑜珈師 李玉美

一九八八年開始追隨華淑君老師學習瑜珈，於一九九五年成立「LIFE YOGA李玉美生活瑜珈」教室，將瑜珈學習融合在生活之中，教導大家如何善用日常動作練習瑜珈。並受聘於台北市政府公務員訓練中心，以及多家企業團體、學校等。二〇〇二年起擔任歐陽英老師斷食營養瑜珈講師，足跡遍及馬來西亞、新加坡、大陸北京等地。

活力。和李玉美聊天，會不知不覺被她的幸福愉悅所包圍，巴不得立刻和她一起體驗瑜珈世界的美好。

從病痛中認識自己的身體

在還沒有接觸瑜珈之前，李玉美是個工作繁忙、收入豐富的美容師，每天埋首於幫客人指壓按摩的工作，常常做到四肢僵硬、手指變形都還不自知；雖然從事的是讓人變美的美容工作，臉上卻長滿了連自己都不忍目睹的大膿皰，李玉美形容說：「那時臉上幾乎找不到任何一處完整的毛細孔，全都是一顆顆大大的膿瘡、痘痘……」當時的她，對自己、對先生、對家庭都嚴重沒信心。又因為持續緊張忙碌的生活型態，讓李玉美有經常性的胃痛，前後到醫院照了四次胃鏡，也開始擔心自己的胃是不是出了什麼問題！

直到有一天早上，李玉美發現臂膀突然不聽使喚，連穿脫衣服這種簡單的事都沒辦法做到，脊椎無法挺直、雙臂像廢掉一般沉重；再加上平日疏於運動、調息，造成膝關節與髖關節問題嚴重，醫生宣布她罹患了

「類風濕性關節炎」。當時她才只有28歲！

晴天霹靂的消息，幾乎擊潰了正當美好青春年華的李玉美。後來，朋友介紹她認識了當年已經70多歲的華淑君老師（第一位把瑜珈從印度帶回台灣的老師），李玉美形容當時見到華老師的第一眼，驚訝地發現老師70多歲的身子，居然比不到30歲的她還要健康，而且身形優美、精神飽滿，肢體的柔軟度更是好得沒話說。她印象深刻地回憶說：「那時我光一個普通的『金剛跪』，坐不到兩分鐘雙腿就幾乎站不起來，還得靠華老師扶我一把，才能勉強站起身來。」這樣的落差，讓李玉美第一次深刻地感受到來自身體的訊息，更激勵她必須重新面對自己的身體狀況。

從瑜珈學習破繭而出

雖然決心要投入瑜珈世界，但過程並不如她想像中順利，剛開始練瑜珈，艱難的「體位法」差點讓李玉美打退堂鼓！由於之前從事美容工作所留下的後遺症，她的脊椎、四肢和肌肉都僵硬無比，很多需要柔軟度的動

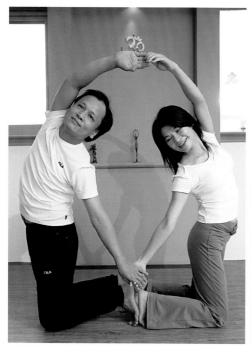

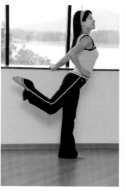

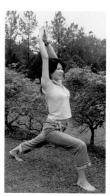

作她都做不到位，甚至連基本的盤腿都盤得不好，「別人練沒多久就可以做到的動作，我竟然學了五、六年都做不好，真的很沒信心！」挫折的她心想：「這樣的我，真的可以教瑜珈嗎？」

然而不放棄的精神讓李玉美再度重燃信念，她說：「沒有什麼比病痛更可憐的，為了健康，我一定要堅持下去。」她每天不懈怠地練習，記得當時她的小兒子才一歲，李玉美就讓兒子坐在她盤坐的腿上，請先生幫忙穩住，三人齊力把她一直克服不了的「盤腿」練到滿意為止。

說也奇怪，就在她不知不覺的持續瑜珈練習後，她的身體也一天比一天健康起來，之前誤以為胃部的毛病，後來才知道是情緒緊張、飲食不當和精神壓力所造成的。長期彎腰駝背的情況改善了，不再動不動就腰痠背痛，虛胖的身形不再，肌肉也日漸結實，「更重要的是，我的情緒變好了，我對生命的態度、事情的看法，和以前完全不一樣，不再充滿負面情緒、自信心也提升了很

多。」感覺煥然一新的李玉美激動地說，直到現在一想到自己能教瑜珈，還會感動得想掉眼淚。

致力推廣「生活瑜珈」理念

李玉美在華淑君老師的帶領下接觸了瑜珈，也因此改變了她的人生，自此她心中默默發願：「如果我的身體因為瑜珈而好轉了，我一定要教瑜珈，將這一分美好與健康帶給別人。」而且她要推廣的瑜珈，並不需要花很多錢、或一定得到教室上的「貴族」瑜珈，而是在每天的生活中隨時都可以做的簡單瑜珈。「我們的身體就是一個家，她有一雙手、一雙腳、一個脊椎，你走到哪、家就跟著你到哪，隨時都可以做瑜珈呀！」「不管是出門穿鞋時、曬衣服彎下腰時、炒菜放鹽巴的空檔，甚至是刷牙、洗臉、做家事……都可以做瑜珈。」這就是她真正想推廣的「生活瑜珈」。

李玉美進一步說明，「『Life Yoga生活瑜珈』是一種跟自己身體親近相處的快樂方

式，更是讓身體進入健康自在桃花源的鑰匙。」它是以傳統瑜珈做基礎，結合氣功、有氧運動、經絡按摩的精髓，透過瑜珈的伸展與放鬆，去感受氣血的暢通活躍；當動作停住時，從關節與肌理深處自然浮現的痠與痛，正是身體在對你傾訴，帶你聆聽身體真正的聲音。李玉美強調，Life Yoga 不單純是肢體運動，它還是一種內在修為，練習Life Yoga各種體位法，也是在學習如何真誠地面對自己、學習如何安心，最終目的是在喚醒本能，體悟人生最重要的課題。

就像李玉美她第一次去印度的體驗，當時看到那裡氣候環境的惡劣、人民貧窮，到處都是牛糞、又臭又髒，她覺得此生不會再來第二次了，於是把身上僅剩的二百多元美金全部布施給當地的瑜珈中心。沒想到在回程的最後一晚，她去聽了一位上師的開示，上師說：「你們是世界上最有智慧的人，因為你們懂得接觸瑜珈；如果你們這一生都不離開Yoga，你們就是世界上最幸福的人。」聽

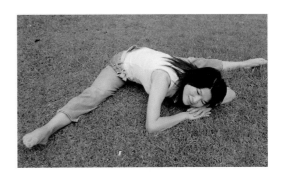

完這句話後，李玉美的眼淚突然像潰堤般瞬間爆發，心中感動莫名。

回來之後，還沒完全放棄美容工作的李玉美，每次在幫客人按摩時，就會一邊想到她在印度的種種，「看到當地人的純樸、簡單、快樂，只要一點點的物質就能得到心靈上的富足，讓我想去探索到底為何他們能做到這樣。」李玉美說，「到了印度之後才明白，原來身體不只是要外在的健康，更重要的是『心態』是不是健康快樂。人生不是只有工作、賺錢，還有很多事情值得去追求、學習。」之後，她不僅再去了印度，至今更是不下十次。

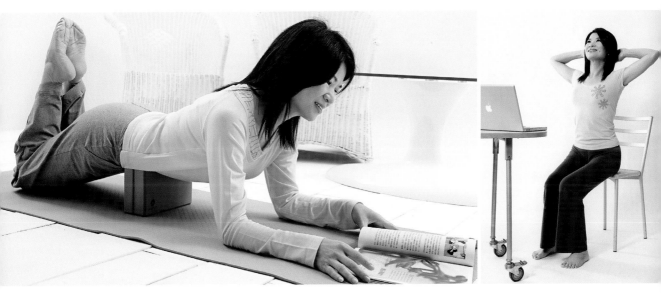

均衡攝取「瑜珈人的食物」

在談到瑜珈飲食時，李玉美說，食物也有情緒，食物有分好壞，當然也有吃了令人開心或令人不愉快之分，「生活中要多吃能讓肉體有活力與情緒維持平和的『悅性』食物。包括大部分的蔬菜，以及水果、糙米、小麥、大麥、燕麥、豆類、堅果、大豆製品、溫和的香料，再搭配生機主食、副食、飲料等，就能打造出身心靈皆圓滿的悅性體質。」

除了悅性食物，做瑜珈的人也需要一些幫助身體筋骨柔軟的食物，像是：大黃瓜、小黃瓜、大頭菜、空心菜、油菜、皇宮菜、小白菜、芹菜、花椰菜、芥菜、芥藍、金桔、花豆、山藥、木瓜、冬瓜、牛蒡、甘藷、白蘿蔔、竹筍、金針菇、清江菜、青椒、甜椒、海帶、燕麥、薏仁、芝麻、杏仁、蘋果、鳳梨、西瓜、奇異果、柚子、柳橙、梅

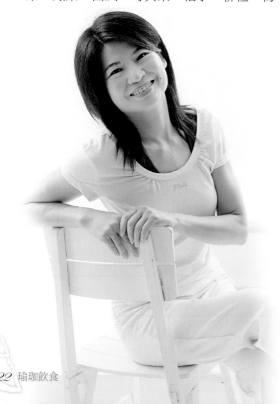

子等。然而每個人的體質都不盡相同，如果能確知自己的體質屬性會更好。（欲查詢食物屬性與個人體質，可上網搜尋「歐陽英樂活生活網」。）

50歲的現在，比30歲時更年輕、體態更輕盈的李玉美，經常會把掛在嘴邊的「三句飲食觀」拿出來與人分享，她說，要保持輕盈的體態就要秉持「未飽先止，待饑而食，心靜體動」的原則，最好的方式就是少量多餐，每餐都保持七、八分飽即可。李玉美說，不要用很多食物把腸胃撐大了，而隨著年紀增長，消化代謝又會變慢，肥胖當然就無法消除啦！如果真的覺得吃少沒有飽足感，那可以多吃蔬菜，「我經常自己煮一大碗當季蔬菜，拌一點溫胃固腸的麻油，還可幫助女性排除體內髒污，既好吃又滿足，也不會對身體造成負擔。」

此外，李玉美還跟我們分享了一個常保健康的好習慣——多喝水（或以加了少許鹽巴的檸檬水代替），可以幫助代謝體內毒素。為了方便隨時補充水分，她總是隨身帶個小水壺，跟出門要帶錢包是同等的重要！「水要慢慢喝、常常喝，包你每天水嚕嚕！」李老師每天都奉行的喝水計畫，鼓勵大家要健康，先從每天喝水開始。

◎李玉美的喝水計畫

作息	飲水量
起床時	300～500C.C
運動後	300 C.C
上午10：00	500 C.C
下午3：00	500 C.C
傍晚4：30	500 C.C
晚上8：00	200～300 C.C

※喝水時要慢慢飲用，不需要一次強行喝完。

身體會告訴你想吃什麼

與生機飲食界赫赫有名的歐陽英老師合作多年，李玉美深得生機飲食的箇中精髓，現在她的飲食就是掌握在「素多葷少」的原則下，食物來源盡量以回歸天然、清淡的飲食為主，讓身體處在舒服、健康的狀態中。

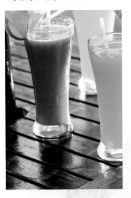

很多人為了健康或身材因素，會以「少油、少鹽、少糖」等為飲食原則，但卻執行得很痛苦或者半途而廢，李玉美則不然。她說，清淡的飲食已經成為她的生活方式，盡量不吃精緻加工食品，避免炸、燻、煎、烤的烹調，這些她都樂在其中，沒有半點勉強。然而這樣的飲食方式，並不會造成生活上的麻煩，「我並不是素食者、也沒刻意壓抑食慾，而是自然而然素多葷少，因為我的身體不需要。」李玉美說：「當你的身體淨化到某個程度時，身體會告訴你，你想吃什麼！」她和你我一樣也會外食，偶爾也吃些滿足口腹之欲的飲食，只是會盡量選擇對身體沒負擔的食物。

除了建議多吃天然食物，李玉美也叮嚀多吃些利尿、通便食物，幫助代謝體內毒素。她說，體內一旦累積太多毒素，氣血不通、痠、痛、腫、癢就隨之而來，連瑜珈人最自豪的柔軟度都會大受影響。李玉美希望藉由Life Yoga的分享，讓大家真正享受體內體外的健康喜悅！

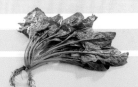

李玉美推薦餐廳

＊天河生機小火鍋、台南虱目魚

沒有特定的餐廳，不必侷限在哪家館子，但會挑選不使用味精、少油、少鹽的店家，飲食中謝絕油炸食物。

李玉美／一天的飲食菜單

李玉美一天的飲食重點為：早餐不吃甜食、不喝冰飲、不吃奶品（身體不適合）；不管哪一餐，都不要冷熱混食、也要戒除宵夜。

早餐：水煮麻油高麗菜＋麵線
喜歡以「單一食物」來讓腸胃淨化休息，李玉美說，麻油高麗菜的滋味甜美無比、有如人間美味，吃在嘴裡有滿滿的幸福感；如果想更有飽足感，也可以放些麵線，既可維持一天的體能，又不必承受油膩食物帶來的身體負擔。

作法
1. 大量的高麗菜，不用刀切、隨手摘折放入滾水中，大約7、8分熟即可撈起。
2. 加入些許麻油、薑片爆乾，再拌入高麗菜即可。

午餐：如果是工作在外不方便自己煮，午餐會盡量找有機食品，或者到餐飲店買些燙青菜、一碗麵或飯、少許的肉或蒸魚、鮮魚湯等，力求清淡且營養豐富。

晚餐：上課前，會以一根香蕉果腹，下課回家後，再以好消化、助睡眠的燙青菜做補充。

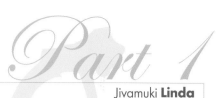
以非暴力精神
讓身與心決定食物

有人吃素為健康，有人吃素為許願，有人吃素為信仰，有人吃素為環保，讓瑜珈老師Linda持續吃素的動力，為的是「非暴力」。

每日三餐的飲食與暴力有何關連？曾經從日日飲食中少不了肉食，進入半素生活、到全素之路，Linda改變的不僅只是飲食習慣，身體、心靈與瑜珈練習上，都因此發生更美好的轉變。

採訪撰文／Hester　專業諮詢・圖片提供／Pure Yoga Linda Shantih　攝影／張緯宇

練習瑜珈，動的是你的身體，你以為身體就只是身體，只要練習瑜珈就能變得健康、變得漂亮，但卻經常忘記，身體是由食物累積而成的。所以，當Linda老師面對瑜珈飲食，一開始就說：「你不會希望自己的身體像海砂屋，即使外表再漂亮，最後還是會倒

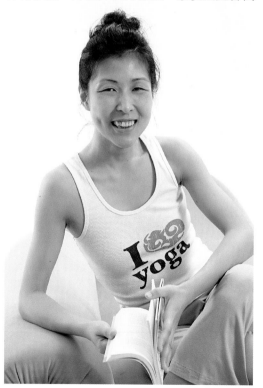

掉，你希望看到自己身體的材質是什麼，飲食就很重要。」簡單一段話，讓人無法再忽視一日三餐對於身體的重要與影響。

「習慣」背後的真相

六年前，Linda的生活型態與你、我或身邊任何人相差無幾，工作時間很忙碌、下班之後吃東西，也只是為了維持生命機能運作，遑論思考飲食習慣是不是自己所喜歡、需要的。直到她的免疫系統發出劇烈抗議，每次感冒時間總拖得很長，好不容易康復，只要周圍又有人感冒，很快就會被傳染……這樣的狀況持續半年之久後，Linda開始有種得想想辦法改變的焦慮，於是在朋友建議下開始練習瑜珈。

提起與瑜珈、素食的第一次接觸，如今身為瑜珈老師的Linda帶著童顏般閃爍的表情說：「很幸運的是，一開始練習瑜珈時，我的啟蒙老師本身就吃素，雖然當時還不知道瑜珈與素食的關係，但老師就像我的偶像，當然也會希望自己可以像她一樣。」

在此之前，Linda不曾思考、也不知道身體

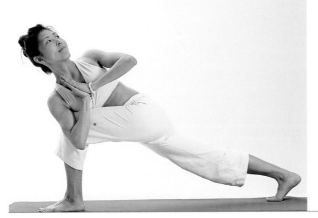

> **Pure Yoga** 瑜珈師 Linda Shantih

因身體健康失衡開始接觸瑜珈，進而成為瑜珈老師，吃蛋奶素一年之後開始純素生活，五年來不僅很少生病，更經常聽到學員反應，她的精神與身體曲線都越來越好。

Linda建議嘗試素食生活的入門者隨身攜帶水果，午餐可以吃得更有品質，選擇不同顏色與種類的蔬食，用餐的時候盡可能保持安靜，更能感覺到食物的能量。而晚餐則以味道較清淡的食物為主，避免讓過重的味道在腸胃裡而影響睡眠。

應該吃什麼才會健康，從小便被灌輸要多吃蛋白質才會健康的觀念，讓她的日常飲食中總少不了牛肉、海鮮與雞肉。直到看了一本名為《無毒一身輕》的書，促使Linda想要更深入探討飲食習慣的契機。這本書的作者倡導無毒飲食，提到許多肉品都被施打抗生素、荷爾蒙的概念，讓她開始思索，過去總是跟隨著很多片段的資訊，有些報章雜誌說蛋白質越多越好，有些則說只要適量……這些聲音讓人很難分辨哪些資訊是對的？哪些是錯誤？而存在於「習慣」背後的「真相」究竟是什麼？沒有根據的資訊是否應該全盤信賴？

「舉例來說，牛奶之所以被倡導，是因為乳品業要銷售產品，便找一些專家做一些實驗研究來支持他的理論。」Linda也問自己，當一個人為一個產品背書，是為了自身的利益背書？還是為了所有人的健康在背書？背後的真相又是什麼？

「oneness」的瑜珈目標

疑惑之中，瑜珈的目標讓Linda得到了解：「真相是所有一切都會息息相關，就與瑜珈的目標oneness不謀而合。」一旦水源被污染，就算把身體弄得再乾淨，但喝進去的水是髒的，身體也會變髒，所以人不能只顧自己的健康，不管其他人的健康，因為最終，影響還是會回到自己身上。

Linda說，如果把全世界當做自己來看待，就能夠回到oneness的概念，每個人都應該知道做瑜珈會讓身體健康，而前提是自然界也必須是健康的。「我覺得很多文明病是我們糟蹋了自然、我們遠離了自然，所以最後把我們自己都糟蹋了。」那麼，該怎樣做才能讓自己與所有人都更健康？Linda在瑜珈的精神中找到了答案。

一如瑜珈動作之所以有很多都與自然界動物的姿勢很像，是因為瑜珈

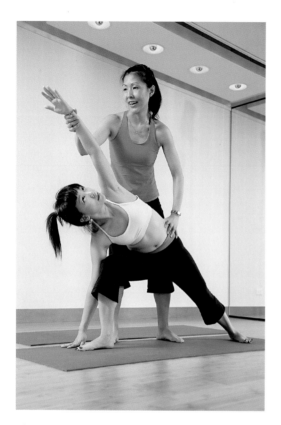

Sharon Gannon與David Life兩位老師，老師們的外顯年紀看來比實際年紀至少年輕20歲以上，這點讓她驚訝不已，而藉由翻譯工作，更讓linda了解到古代的瑜珈練習者全是素食者，並且非常有實驗精神，在不傷害身體的情形下，實事求是地驗證出食物的屬性，並將食物分為悅性、惰性與變性食物。

「瑜珈相信完全的自由，希望人可以覺知情緒並由自己掌控，但事實上，食物的確會影響身體與情緒。喝了咖啡、心跳就會加快，吃多了肉、就會感覺昏昏欲睡，當身體反應被食物影響控制，還是真的自由嗎？」Linda和緩但堅定的說出這些質疑。正因為身體非常誠實，不論願不願意、或試圖去合理化，只要喝了咖啡、吃了肉，練習瑜珈時的平衡與感覺就是會受到影響，身為瑜珈老師，Linda開始和古代的練習者一樣，越來越看重自己的飲食，也開始嘗試全素飲食。

問她一開始改變時難道不困難嗎？她想了想，堅定地微笑回答：「我奉勸每個瑜珈練習者在每個動作、每次練習，都專心去感覺自己的身體在這個動作的感覺，並且在練習後觀察自己對於食物的反應，如此一來，身體自然會告訴你究竟你需要什麼，選擇素食不會是由腦部控制的決定，而是心與身體共同的決定。」

練習者很早就發現，動物不會像人一樣有很多的病痛，在瑜珈練習者開始觀察動物，並將自己的身體當成動物的身體做一些動作之後，發現動物其實就像人一樣，有臉、有表情、有眼睛、有自己的覺知與智慧。因此，所有古老的瑜珈練習者都是素食者，正是因為他們相信靈魂，相信所有的靈魂都是獨一無二的，在不願意傷害任何靈魂的選擇下，他們選擇了素食。

讓心與身體，共同決定食物

本來只是想讓身體變得更健康而接觸素食的linda，直到練習瑜珈的第三年，吉瓦穆提瑜珈（Jivamukti Yoga）來台灣舉辦第一次workshop時，因擔任翻譯工作近身接觸到

Jivamukti Yoga的精神：非暴力

Jivamukti是美國知名的瑜珈學派之一，靈魂人物Sharon Gannon與David Life一開始教導瑜珈的目的，是為了傳遞非暴力的精神。「Jiva」指的是萬物的個體，而「mukti」則是自由。Jivamukti的精神是希望讓每一個個體都得到身心靈全面的自由，才能得到真正的快樂。「我們都希望被愛，但即使被愛，卻是被限制在一個小房子裡，三餐等著愛人送飯來，外出都受到限制，這樣也不會快樂。」

Jivamukti Yoga正是倡導以非暴力的方式串起萬物連結，因為暴力，容易致使一段關係提早結束。Sharon與David以最重要的非暴力精神來教導學生做瑜珈，繼而希望所有人可以體認到非暴力的好處。

「非暴力的範圍非常廣大，我們從小被暴力對待，雖然父母不是故意以暴力的言詞或動作管教我們，但他們同樣接受這樣的教育，要破除真的不是非常容易。除了父母教

養小孩的方式可以非暴力，我們對待自己也要非暴力，不需要經常責怪自己或委屈自己，而實踐非暴力的最佳管道，就是飲食，因為人可以不練瑜珈，卻不能不吃。」非暴力的精神與飲食，讓Linda在倡導全素飲食時不強求自己、也不要求學員馬上改變習慣，他只要求自己與學員找回身體真正的感覺，隨著真正的感覺走，這樣的全素食飲食才能帶來真正的快樂。

所以在飲食瑜珈課程中，Linda會要求學員先用三～五天的時間只吃蔬果，她形容這就像用蔬果當做刷子，先以維生素、礦物質與水分洗滌身體內部器官，如此才可以更容易去感覺身體重新接觸食物的反應。但Linda並不特別推行斷食，因為嘗試斷食的她，就曾在過程中感覺腸胃的劇烈疼痛，「千萬不要隨意強迫斷食，改用水果當成清潔身體的飲食法，是比較緩和的方法，這也是符合『非暴力』精神的飲食方法。」

不少學員往往在第六餐，也就是第二天晚上就撐不下去了，身體對於食物的依賴也是一種癮，破除口慾與習慣這個癮需要控制力，而練習瑜珈正是提升自身控制能力的方

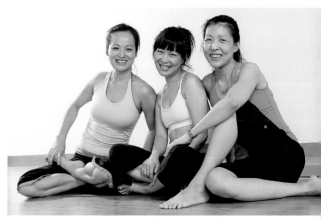

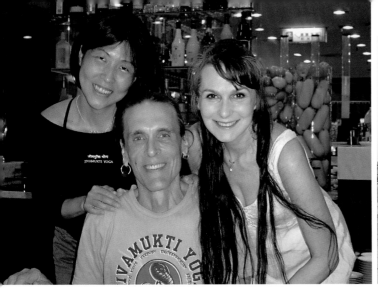

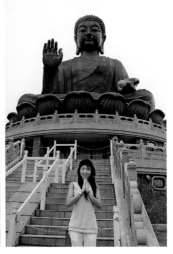

式之一,「當你有控制能力時,往往也能開始節制飲食,不會被舊的習慣牽著鼻子走,在瑜珈練習的幫助下,更能察覺到身體的每一個部分都很珍貴,就會開始好好對待自己的胃腸。」從半葷半素到全素,Linda花了將近一年的時間,好幾次與炸雞、烤秋刀魚的香味對抗的失敗,讓她更能體會學員在嘗試改變飲食習慣前的困難。她建議,不需要過於壓抑,不妨帶點實驗精神與覺知去吃自己想吃的食物,並且吃完之後誠實地感受身體發出的聲音,當開始發現吃完肉之後的感覺懶洋洋、不太舒服,身體散發出的氣味也不是很好……而開始一個禮拜不吃肉之後,整個禮拜的瑜珈練習都會感覺很舒服,身體也沒有不好的味道,才能慢慢放下對肉食的欲望。

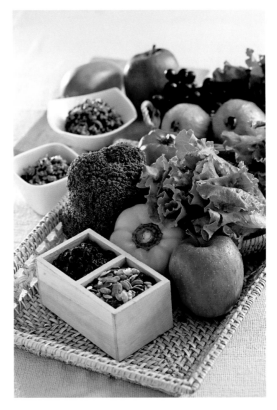

素食帶來的身心改變

這幾年來的全素飲食,Linda的身心都有明顯的改變。不少學員每隔一段時間見到她,就會覺得她的身材尺寸又縮小一號。Linda認為使用體重計也是對待自己的一種暴力,反而以舊衣服量身卻更精準;此外,心裡的覺知也隨著受到食物干擾的減少而變得更加清明。

每當有個暴力的想法進來時,Linda就會馬上提醒自己、補償自己,並鼓勵自己:至少現在對暴力的想法已經有控制意識,而非完全的無覺知,進而每天更減少一點對待自己與他人的暴力。此外,在瑜珈練習當中,也更能夠藉著自己的力量來提振精神、啟動自己的能量。回想六年前,Linda描述自己是個容易受到影響而有情緒起伏的人,天氣改

變、和男友吵架，或是別人的一句話可能都很容易感覺難過，如今，她的情緒不容易被挑動，即便別人講了一句傷人的話，她也能迅速明白對方是不得已才會這麼做。

「能夠體會到他人的難處，自己就不會跟著隨波起舞。」懂得與自己與情緒相處，減少與自己的衝突，能夠用非暴力的方式對待自己，也才能夠擁有更好的人際關係。

至於要如何開始全嘗試全素飲食？Linda提出第一個建議，竟是出乎我們的意料答案—「看書」！她推薦《新世紀飲食》的理由是「讀完後，你就會明白吃素並不用擔心營養不良，更清楚知道食物的真相。」接著，從水果早餐開始，如果家裡附近有生機飲食店，清淡的豆漿、春風手捲，或是精力湯都是很好的嘗試，吃完之後會感覺到身體的精神整個都來了。如果早上起床有時間，Linda建議也可以使用家裡的蔬果，清洗乾淨後打成蔬果汁。隨身攜帶小水果，像是蘋果、芭樂、黃瓜，隨時補充維他命與礦物質，也能避免飢不擇食亂吃一通的情況發生。

◇《新世紀飲食》

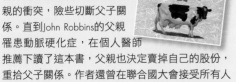

作者John Robbins原是美國三一冰淇淋的繼承人，大學畢業後放棄繼承萬貫家財的機會，寫了這本書，造成與父親的衝突，險些切斷父子關係。直到John Robbins的父親罹患動脈硬化症，在個人醫師推薦下讀了這本書，父親也決定賣掉自己的股份，重拾父子關係。作者還曾在聯合國大會接受所有人的起立鼓掌。

《新世紀飲食》一書中有許多有根據的飲食真相，在決定前往嘗試全素飲食時，帶給Linda充分的信心，相信即便吃素也不會營養不良，也是Linda強烈推薦的一本書。

Linda推薦餐廳

＊寬心園
（02）2721-8326 台北市仁愛路四段345巷4弄51號
（北中南皆有分店）

＊逛街
（02）2773-8529 台北市仁愛路四段345巷2弄11號

＊蓮香齋素食
（02）2547-4788 台北市長春路353號

＊回留
（02）2392-6707 台北市永康街31巷9號

＊京兆尹宮廷養生素宴
（02）2701-3225 台北市四維路18號

＊明德素食
http://www.minder.com.tw/

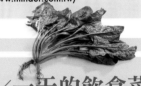

Linda／一天的飲食菜單

早餐：自備生機水果在家吃，雖然生機水果價格略高，但可以不用削皮，除了減少垃圾量之外，也可以直接吃皮，反而能夠減少食用量。特別早起時，也會自己打精力湯，或是在生機飲食店購買豆漿、春風手捲，或全麥三明治。

午餐：課堂中間選擇到素食餐廳吃秤重的自助餐，秘訣是選菜時都會選擇比較不油的蔬菜，並且把顏色都配得很漂亮，在賞心悅目之外也可以攝取到不同的營養素。同時自備環保飯盒與筷子，在餐廳用餐以避免塑膠袋的使用量。

晚餐：課程結束後有較寬裕時間，會選擇較精緻素食餐廳，重點是放慢用餐速度，用餐時減少看電視、看報紙、聊天或是想事情的機率，盡量將注意力放在食物的美味上，也比較不會不知不覺的吃得太多。偶爾想吃宵夜，就拿出水果、豆漿或小黃瓜來止飢。

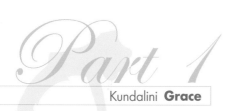
YOU ARE WHAT YOU EAT!

提倡健康的飲食法有千千萬萬種，不一定非得要堅持單一的飲食信仰，在不同的時期，身體會有不同的營養需求，學習聆聽來自身體的訊息，它自然會告訴你，你真正需要吃的東西是什麼。

採訪撰文／杜韻如　專業諮詢・圖片提供／Grace

大學時期就開始接觸瑜珈的Grace，在此之前，她和大部分的人一樣，除了不愛吃的東西之外，對於任何食物都百無禁忌。直到對瑜珈有了更深入的了解後，她才認識到所謂的瑜珈飲食文化的真正內涵。

一般的瑜珈飲食提倡吃素食，而不吃肉類，除了健康的因素外，還有著主張非暴力公平正義的涵意。由於Grace老師原本就不愛吃肉，因此對她來說，要成為一個素食者並不困難，但很意外地，這樣簡單的飲食決

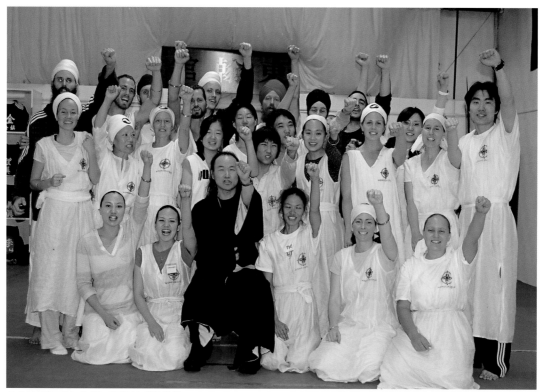

▲在西雅圖參加為期一週的氣功訓練營。

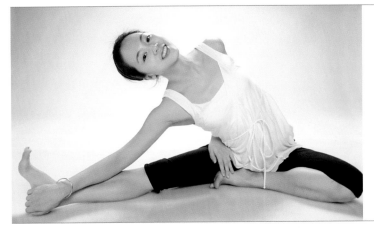

> **Kundalini 瑜珈師** *Grace*

美國出生，台灣成長，並前往英國和美國求學，曾居住在新墨西哥、印度、倫敦、洛杉磯等地。18歲開始學習昆達里尼（Kundalini）瑜珈，2000年，老師Yogi Bhajan為她取了個靈性的名字Abnashi Kaur Khalsa，意思是「永遠不被摧毀的純潔公主」。目前擔任「Yoga Living瑜珈生活」的昆達里尼瑜珈老師。

定，卻嚴重造成他們父女的失和。

「當我爸爸知道我開始吃素時，他很生氣地說，這輩子都不會原諒我成為一個素食者！」「因為爸爸是個美食主義者，對他來說，享受美食是生命中很重要且美好的事。偏偏這與我的想法完全相反，還記得有一次我在美國念書時，爸爸和媽媽來美國看我，也順便要幫我介紹一個對象，當時我爸爸明知道我吃素，卻硬是跟對方約在一家牛排館見面，結果我知道後非常生氣，連那個男生的臉都沒看一眼，便生氣地掉頭走人。」這樣的結果，的確讓父女的感情受到不小的考驗。

除此之外，吃素也影響到Grace的人際關係，由於在飲食上有所限制，為了不希望造成朋友用餐選擇上的困擾，Grace漸漸地減少跟朋友一同外出用餐的機會，所以那時她也開始變得比較自閉。

淨食法讓味覺變得更敏銳

原本只是單純的吃素，卻帶來對家庭、人際上的衝擊……這些都是Grace始料未及

的。但即使如此，Grace仍然堅持著自己的飲食理念，因為吃素後，確實讓她多年來嚴重的便秘問題得到改善，而且人也變得更有精神。

其中最明顯的改變，是在一次瑜珈導師訓練課程時，Grace初次體驗了一個為期四十天的淨化飲食法。在這四十天內，不論是

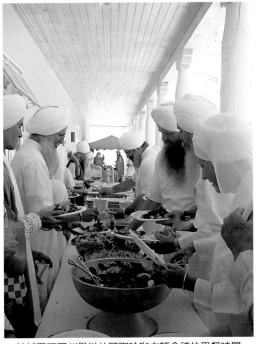

▲ 於新墨西哥州舉辦的國際瑜珈老師會議的用餐時間。

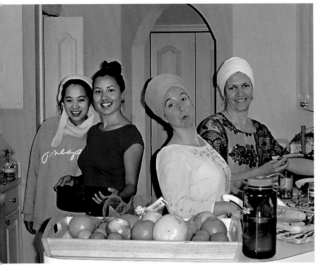
▲ 在佛羅里達的冬至瑜珈體驗營結束後，與朋友在渡假屋中準備餐點。

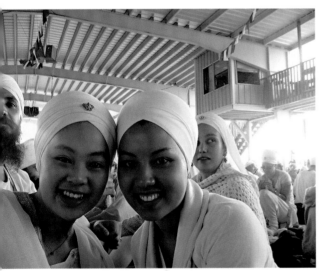
▲ 新墨西哥州一年一度的夏至瑜珈體驗營。

早、午、晚餐，都只能吃一種以綠豆和米為主食的粥，裡面除了有綠豆、米、新鮮的蔬菜、薑黃、洋蔥、薑、蒜之外，還有許多種香料，共同熬煮到軟爛，吃下去後身體很容易就能消化吸收，除了能幫助排毒之外，也能夠減輕消化系統的負擔，讓消化系統在這段時間內得以修復。

剛開始的時候，要做到每天都吃同一種食物並不容易，不但覺得膩，對於某種食物的依賴性也會變得越來越強烈。「那段期間，我犯了咖啡癮，也一直很想吃甜食，幸好訓練營的人都會互相打氣、鼓勵，讓我終於順利撐過去。」

「當這四十天結束後，我明顯發現自己開始對所吃的食物變得很敏感，不只是對食物的味道，而且還很清楚地知道自己適合哪一種食物、不適合哪一種食物，尤其特別喜歡吃『乾淨』的食物，也就是保有天然原味的東西。即使是一根胡蘿蔔，不需要加任何調味料，我都會覺得它很甜美可口，反而是那些加了人工香料、化學添加物的食品，吃下去之後會讓我覺得很不舒服。」

順從身體感覺的健康飲食

就這樣，Grace持續吃了五年的素食，但慢慢地，她發現自己開始變得喜歡吃麵包或甜食。在一次健康檢查後，醫生告訴她，因為長期吃素的關係，使得血糖變得不穩定，所以她才會特別想吃醣類和澱粉食物，因而建議她還是應該吃一點肉類。

正好在那個時候，Grace去參加一個氣功的訓練營，在訓練營中，每天只有下午的時候，才能喝一杯用熱水沖泡的十穀粉，其他時間除了喝水則不能吃任何的食物，加上一天只有3～4個小時的睡眠時間，Grace笑著說：「那個禮拜真是又餓又累，常常在上課的時候，忍不住會打起瞌睡來。」因此Grace在結訓之後，又開始嘗試吃肉類食物。

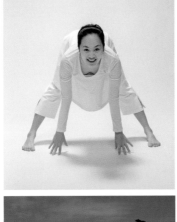

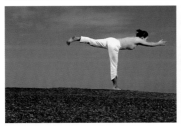

「我本來以為這輩子都不會再吃肉了，雖然剛開始並不適應，腸胃因為無法消化而覺得很難過，但幾天之後，我不但變得很有活力，也開始超愛吃牛肉，已經習慣我長年吃素的朋友，看到我的轉變都直呼實在是太誇張了。我想，這樣的改變，最高興的應該是我爸爸吧！直到那時，我們的關係才得到改善。」

嘗試過許許多多健康飲食法的Grace認為，就算是再好的飲食方式，都不一定適合堅持一輩子。最好的方式，應該是順從身體的感覺來吃，因為身體在不同的階段和狀況時，會有不同的營養需求，與其執著於你的飲食信仰，不如仔細去聆聽來自身體的聲音，它自然會告訴你現在需要些什麼，該吃些什麼。

Kundalini的「靈量」飲食

就像昆達里尼（Kundalini）的瑜珈中，有一種稱為「靈量餐」的飲食法，他們相信，食物和愛一樣，具有治癒的療效，因此，食物就是藥物。另外，昆達里尼對於食物三大屬性的解釋，也有不同的性靈看法：像悅性食物——是具有愛、光明和生命的特性，有著淨化的力量，大多數生長在地面上，被陽光照射的水果、蔬菜都是屬於這一類食物；變性食物——是具有動力、熱能的食物，能

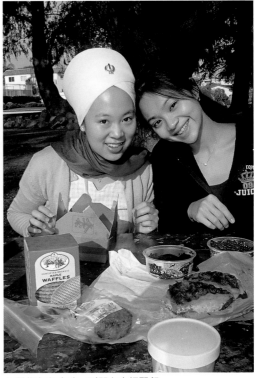

▲居住在印度時，到朋友家裡聚餐。

為身體帶來能量，這一類食物為生長在土壤中，散發著濃烈氣味的香料、香草植物；惰性食物——是具有灰暗和懶惰的特性，會讓人變得消極、缺乏鬥志，這一類食物應盡量避免，像是肉類、酒精、人工食品。

人們應該為了生存而吃，而非為了吃所生存。吃東西就是為了獲得能量，就像從瑜珈的冥想當中也能得到能量一般，但是不見得所有的食物都能提供你能量，若是經常吃下難以消化的食物，反而會消耗掉你的能量，所以要慎選能供給你正面能量的食物。除了食物本身所具備的能量之外，料理人和用餐人的情緒也會對食物產生影響，因此保持愉快、輕鬆的心情做料理、吃料理，同樣會增強食物好的能量。

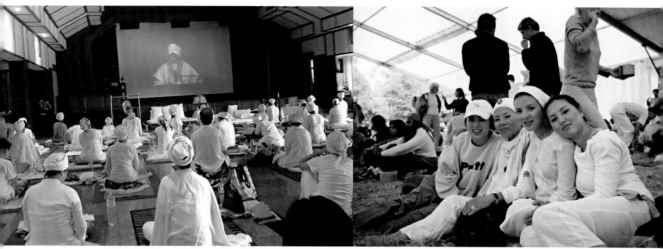

▲第一屆泰國舉辦的瑜珈年會。　　　　　　　▲參加法國的夏至瑜珈交流會。

在昆達里尼的靈量飲食中，絕對少不了洋蔥、薑、蒜這三種食材，在食物的三大屬性中，這三種食材就算是變性食物，因為在吃下它們之後，容易產生情緒上的波動，對於重視能量的靈量餐來說，這三種具有像火一般特性的食材，正含有大地豐富的能量，不僅對我們的神經系統相當有幫助，同時能為我們帶來活力。

此外，在靈量飲食中，有專門獻給女性的食物，因為女性有著非常獨特的生化特質，並且肩負著孕育生命的重責大任，因此更是需要補充豐沛的能量。Grace就提供了我們幾個補充女性能量的飲食撇步：「我建議女生們在生理期的時候，可以吃帶皮的杏仁，除了生吃之外，也可以先將無鹽奶油融化，去除浮在上面的油脂部分，取中間金黃澄澈的淨化油，用淨化油將杏仁炒熟後，加上楓糖來吃；但若是在平常的時候，則應該吃去皮的杏仁，以免會加速皮膚的老化。只要將生的杏仁用水泡一晚，第二天就能輕易將外皮去掉，而且泡過水的杏仁反而更脆更好吃；或是在每天平常日的下午，吃一把堅果或葡萄乾，這些都是增加能量的好方法。」

學習吸收、保留、善用能量

也許很多人會覺得「能量」這兩個字聽起來有點玄，但在這方面Grace卻有很深刻的體驗：「當我們自身的能量提升或磁場強化之後，你就不容易碰到一些不對的人，因為頻率不同，他們自然就會遠離你。」「這對於生活也會有很多改變，例如你會懂得怎樣去保留或運用這些能量，尤其是在與人接觸時，一般的人若是不懂得保留能量，就會不知不覺地跟對方做過多無謂能量的交換。」

Grace打了個比方，例如有些女生雖然常常吸引很多男生的追求，但這樣的追求不一定是件好事，有時反而吸引到不對或不好的人，引來許多不必要的困擾。在這方面，Grace的瑜珈訓練，讓她能夠在第一時間，感覺到對方的磁場與自己是否契合，如果這

個人跟她不合，Grace就不會跟對方做能量的交換。結果，曾經居然還有很多異性誤以為Grace是同性戀！「因為那些男生會覺得跟我很疏離，或是沒有辦法跟我產生任何感覺。」對Grace來說，還真是個意外的有趣經驗。

在國外居住多年，回到台灣生活之後，Grace發現台灣的瑜珈環境很不同，體位法技巧上的厲

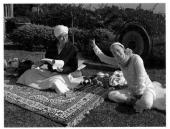

▲瑜珈生活第一屆師資培訓課程上與亞洲區訓練老師合影。

害老師不在少數，但大多數的人對於瑜珈的認識卻僅止於在教室中，並沒有把瑜珈的精神帶入生活裡，而要能找到符合瑜珈飲食的餐廳更是難上加難，因此也練就了Grace的一手好廚藝。

在這樣的環境中生活，不得不做出一些妥協。但Grace在買東西時，還是會花很多時間去詳讀其中的成分，若是看到有不懂的成分，寧可選擇不要購買，因為那些東西多半是人工添加物，還是盡量避免為妙。

在飲食控制上，Grace提醒大家每一餐不要吃得過飽，如果想知道自己該吃多少分量的食物，最簡單的測量方式，就是將兩個拳頭合在一起，便是我們胃部的大小。因此每一餐食物的分量，最好以不超過兩個拳頭的三分之二為限，也就是保持八分飽。而且最好天黑以後就不再進食，這樣可以減輕消化道的負擔，也容易一夜好眠，這些也都是很簡單易做的瑜珈飲食法則之一。

當然，Grace還是很鼓勵大家，不妨嘗試看看瑜珈飲食法或是吃素食一段時間，多吃新鮮天然且保留原味的食物，盡量避免人工化學添加物，還有那些對身體會造成刺激的食物，像是咖啡、酒精……讓你的味覺慢慢恢復敏銳，最重要的是，這樣會幫助你對於自己的身體，有更深入的了解。

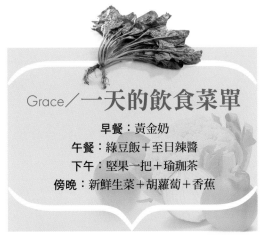

Grace／一天的飲食菜單

早餐：黃金奶
午餐：綠豆飯＋至日辣醬
下午：堅果一把＋瑜珈茶
傍晚：新鮮生菜＋胡蘿蔔＋香蕉

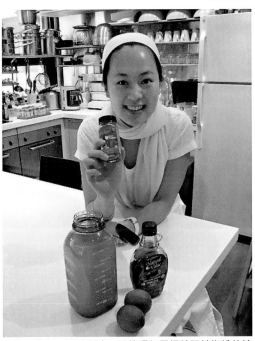

▲正在進行11天的斷食，只能喝加了楓糖跟辣椒粉的檸檬汁。

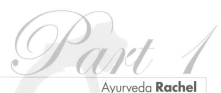
了解與食物的關係
找回食療的能力

　　阿育吠陀（**Ayurveda**）療法的最終目標，就是運用自然的食物與藥草，配合大自然規律的生活與思緒，輔以瑜珈、冥想等練習，將體內的不良因素排除，重拾平衡的身心狀態。在達到這個目標之前，你得先認識自己，了解自己的需求，進而找到適合的養生療法。

採訪撰文／林怡慧　專業諮詢・圖片提供／Rachel

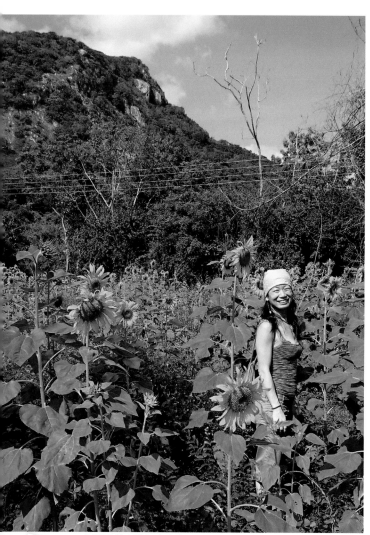

▲在斯里蘭卡進行療癒旅行。

　　走在人生路上，你永遠不知道什麼時候會彎進另一條道路。

　　許多人想要改變自己，多半是因為生活軌道偏離、想盡快擺脫低潮期，但對Rachel來說，她卻在婚姻美滿、事業有成的最佳狀態，選擇轉進另一條截然不同的人生路。「那時候的我，從世俗眼光來看，真的什麼都不缺，工作運順、老公對我好，我們過著努力工作、用心玩樂的生活。」「一切看起來是這麼順遂，但是我心裡卻有種空虛感，常常想，就這樣跟著成家立業的腳步走下去，真的是我想要的生活嗎？」

　　為了正視自己心底的聲音，於是，Rachel開始練習瑜珈。

　　在瑜珈墊的一小方地上練習體位法，每一個動作你都必須心無旁騖，不會想到昨天說錯了什麼話，也不能想等會兒要煮什麼當晚餐……Rachel說：「從瑜珈墊上，我才體會到什麼叫活在當下」。

　　練習越久，她與瑜珈的連結就越深

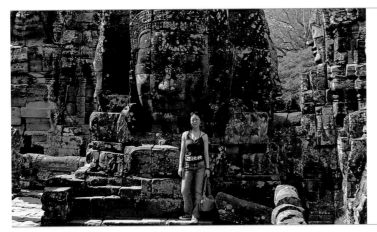

> 阿育吠陀 瑜珈師 Rachel

Rachel 目前從事瑜珈研習營和培訓班的工作，傳達阿育吠陀的理念，也提供阿育吠陀養生學和生活方式的諮詢，將各類自然療法帶入身心治療課程中。

做了與外籍老公分開的決定。Rachel淡淡地笑說，「當時周圍的親友都以為我是不是瘋了，是不是加入什麼奇怪的教派，被洗腦後做出的決定。」

一開始Rachel也曾徬徨，畢竟做出與世俗價值觀不同的決定需要很大的勇氣。「你當然可以妥協，但如果這個妥協不是心甘情願，你的身心不能合一，這個結果就是假的，是一種業障。」從修練瑜珈的過程中，Rachel學會對自己誠實，她知道難過是暫時的，未來會是快樂的，她選擇為現在而活，活在當下。

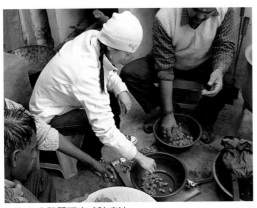

▲ 在印度學習阿育吠陀療法

入。接著，陸陸續續到印度修練瑜珈一年，到紐西蘭學習各類自然療法一年半，涉足融合科學與傳統的飲食、營養學、草藥、按摩、瑜珈等課程之後，Rachel決定投身在阿育吠陀（Ayurveda）療法的研究與實踐上。

在人生最巔峰處，轉彎

修練瑜珈、學習阿育吠陀療法，讓Rachel有更多機會探索內在自我，她發現這是一條她願意無怨無悔，全力投入的道路。

起了心，動了念，Rachel開始慢慢將手邊重要工作放掉，淡出工作職場；在婚姻關係上，因為對未來目標已經分歧，她忍痛

延伸瑜珈墊上的生命哲學

從瑜珈的學習開始，Rachel也開始接觸阿育吠陀的自然療法，這是一門完整的印度醫學系統，它將草本、食物、香氣、瑜珈、哲學等知識結合為一，以生活做為理論基礎，既是療癒醫學，也是生命哲學。

初次接觸到阿育吠陀療法的Rachel，直覺認為這是一門可以在生活裡扎根，將瑜珈墊上的練習延伸到日常生活裡的學問。

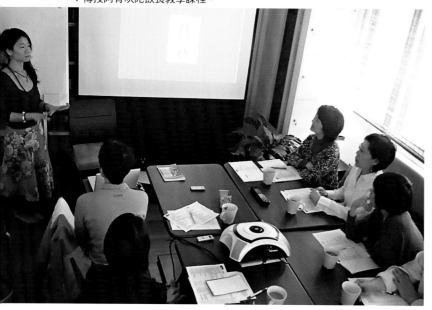

▼傳授阿育吠陀飲食教學課程。

「根據阿育吠陀的觀點，如果你了解自己的本質，配合大自然的韻律生活，就能跟大自然取得和諧共存的關係，達到身心靈平衡。」

透過生活方式、飲食習慣及處事方式，移除使我們生病的原因，讓身心失調的狀況可以重新取得平衡，是阿育吠陀療法的最終概念，因此阿育吠陀不只被視為預防與治療疾病的醫學，更是一種生活哲學。

食物與人體的和諧關係

個體與萬物之間都存在著一種關係，吃飯也是一種關係，今天你吃下這個食物，消化過程好不好、會不會過敏、有沒有影響睡眠、能否被身體所用，就是你與食物的關係。「對於食物與健康的關係，如果你沒有正確的基本常識做基礎，就像是每天等著意外發生，因為你永遠搞不懂，為什麼昨天吃的食物對身體好，今天吃同樣的食物，狀況卻變不好。」

隨時觀察身體與食物之間的關係，察覺到食物與自己的不和諧感，你才有機會去修正。

飲食不只是一個動作，它與身心有很微妙的互動關係。「你是腦子想吃東西，還是身體餓了想吃東西。」Rachel說太多現代人都是用腦子在吃東西，心情不好想大吃、失戀了想狂吃，到了用餐時間，即使不餓也會跟著去吃東西，這種情緒性飲食，不僅不能提供身體正面能量，甚至會增加身心負擔，造成毒素累積。

「對我而言，阿育吠陀像是一面鏡子，它能夠引導你認識自己的本質，了解自己的內在能量與食物的關係，進一步取得和諧。」

阿育吠陀認為每個人體內，同時具有三種督夏能量（dosha），你是不是身心健康平衡

的個體，取決在督夏的狀態。

　　阿育吠陀中所謂的督夏能量，是由宇宙裡的五大元素風、空氣、水、火、土的能量所組成，可以更進一步分為風型（Vata）、火型（Pitta）和土型（Kapha）三種主要體質。Rachel表示，督夏的意思是容易出軌的、帶有缺陷的系統。就像大自然以和諧紀律的韻律運行，人類也需要一套有秩序、有原則的生活，以免混亂產生，破壞身心內在與外界協調的平衡。

　　「每個人體內都有風型、火型、土型三種督夏的特質，隨著年齡增長、季節及環境的變化，體內較強勢的督夏會明顯地影響我們的身心運作，並且反應在我們的飲食習慣、思考模式及行為應對中。」Rachel進一步表示，基本上每個人都合併有2～3種督夏能量的特徵，了解自己的督夏特質，你才能幫助自己恢復、維持督夏的平衡，達到身心靈和諧的狀態。針對不同督夏特質，阿育吠陀也有相對應的建議與修練。

◇風型督夏Vata：由風與空氣組成

＊性格特色
風型人的個性是變動的，因此他們的熱忱高、點子多、行動力好、社交能力強，整個能量是向外發散的。雖然他們想到什麼就立刻行動，好奇心十足，不過持久力不佳，常常是三分鐘熱度，對事物的持續及穩定性都嫌不足。從外型來看，風型人不是蠻高就是蠻矮，體態纖瘦，肌膚偏乾，手腳經常冰冷，也容易有便秘困擾。

督夏能量平衡時＞
熱情的、創造力豐富的、樂觀的、行動力強

督夏能量不平衡時＞
情緒不穩定、緊張、焦慮、失眠、過敏、便秘

易患疾病＞
大腸性疾病、便秘、畏寒、頭痛、腰痛、肩膀僵硬、骨頭疾病……

＊飲食建議：
Rachel建議可以多攝取溫暖的食物，熱騰騰的食物可讓乾燥寒冷的風型人鎮靜下來，除了熱食，熱性食物或油脂豐富的食物也可以多食，如薑、蜂蜜等，對改善體質也有幫助。應該避免的食物是冷的、辣的、澀的，這類食物會讓偏寒體質更不平衡。

＊瑜珈體位法修練：
為了讓風型人的思緒更穩定，神經系統可以鎮定下來，多練習溫和、深度，可以安定身心能量的靜瑜珈、陰瑜珈，或是精油按摩，都能發揮鎮定舒緩效果。

◇火型督夏Pitta：由火跟水組成

＊性格特色
火型人很有熱情，堅持自己的主張，有完美主義傾向，做事非常有積極有行動力，不過容易不耐煩，常發脾氣。跟風型人不太一樣，火型人吸取新知、採取的各種行動，都很有目的性，他們知道自己追求什麼，是有野心的一群。外型上來看，身材中等，肌膚偏油性，雖然食量不錯也不易發胖，不過消化系統容易出狀況。

督夏能量平衡時＞
注意力集中、理解力強、判斷力好、有領導能力、追求新知

督夏能量不平衡時＞
批判性強、不耐煩、愛生氣、完美主義、拉肚子

易患疾病＞
胃潰瘍、胃炎、肝臟疾病、血液疾病、肝臟疾病、眼睛疾病……

＊飲食建議：
多喝水對火型人來說特別重要，容易乾渴的體質，水分補充不可少。建議天性愛吃辣、刺激性食物的火型人，減少這類食物攝取，改吃清淡乾淨、冷化過的食物，如椰子水、美生菜、香菜……有點苦味、澀味、甘味的，不過熱食物，也很適合火型人食用。

＊瑜珈體位法修練：
對個性急的火型人來說，可以做鎮定神經的動作，靜瑜珈、陰瑜珈，甚至是簡單的前彎動作，都能安撫容易燥動的情緒。

＊性格特色

給人充滿愛與關懷印象，性格溫柔忠誠，感情豐富，跟土型人在一起很容易放鬆，不自覺會信賴他。有耐心、細心，講話慢、動作慢，個性也偏保守。土型人的代謝較差，外型上看來，骨架粗大，雖然容易有體重過重的問題，不過也是全身平均胖。皮膚偏白，摸起來有滑潤感，整體來說免疫力不錯，不容易生病。

督夏能量平衡時＞
有愛心、有耐心、溫柔、體貼

督夏能量不平衡時＞
占有欲強、懶散、頑固、憂鬱、肥胖、想太多

易患疾病＞
氣喘、支氣管炎、鼻炎、浮腫、腹部疾病、關節疾病……

＊飲食建議：

少喝冰涼飲料，油炸、高熱量的食物，都是土型人應避免的飲食內容，減輕食物的熱量負擔，身體負擔也能跟著減輕。辣的、澀的、苦的，香料類的食物都可以多吃，例如胡蘿蔔、蘆筍、高麗菜、秋葵、低脂牛奶……

＊瑜珈體位法修練：

對活力略嫌不足的土型人來說，有流暢動作的flow動瑜珈、Ashtanga八肢瑜珈，藉由移動、呼吸過程，提高改變土型人的活動能力。

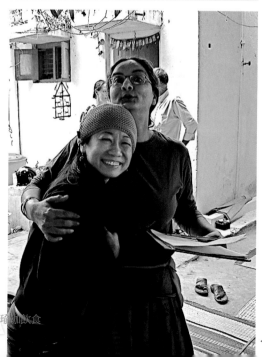

找回自己的食療能力

了解自己的督夏，是實行阿育吠陀療法的第一步。當體內督夏能量平衡，我們的身心處在健康狀態，一旦督夏能量失衡，病痛、負面情緒都會產生。

如果督夏失衡要如何解救？「透過每天的三餐、睡覺、排泄等行為，將失衡的督夏調整歸位，是最長久有效的方式。」Rachel說，每個人督夏並非固定不變，它因應外在環境，個人心緒隨時都在做變動，就算進行阿育吠陀飲食調整，也非一套飲食方式用到底，了解自己的現況，分析自己的狀態，做出對現下最好的選擇，才是阿育吠陀療法的最終目的。首先，從吃得簡單開始，就能慢慢感受食物的美好。

吃東西聽起來很簡單，不過你選擇什麼東西吃、為什麼要吃、怎麼吃，背後的道理卻很不簡單。現代人的食慾、食感，受到各種因素影響，已非天生使然，如果你想吃東西並不是因為餓，你選擇的就並非是身體最想要的食物。「轉化你的飲食觀念，才有機會藉由吃東西來調整體質。」修練瑜珈，實踐阿育吠陀療法之後，Rachel對飲食的觀念也漸漸改變。

「觀察每次吃東西後身體的反應，先過濾掉吃了之後身體有不良反應的食物，再做喜好的選擇。」Rachel說，想要培養身體的敏感度，得透過食物與自己的觀察，找出對自己真正好的東西。

西方有句俗諺「You are what you eat.」，現代人吃得太雜，思想心緒也不會太清淨。Rachel說，吃得簡單，才能真正感受到食物

◀旅行過程中，可以遇到許多心性相通的朋友。

的美好。

　　她回憶剛開始調整飲食習慣，也曾經過一段紀律期，每次吃東西前，總要再三確認這東西對我好嗎？吃了之後曾有不良反應嗎？不過當你習慣吃對自己好的食物之後，身體會自然做出選擇。

瑜珈是生命歷程的分水嶺

　　現在的Rachel，吃得很簡單，很純粹，以素食或瑜珈飲食為主，明顯體會到身心敏感度的提升，「很奇怪，不必強求，有時候心念一轉，機會跟著就來。」Rachel笑著跟我們說明她修練瑜珈後的種種變化。

　　當初很多反對她全心投入瑜珈修練、傳遞阿育吠陀理念的親友，每一次見到Rachel都覺得她變了一點，脾氣變得沒那麼急燥、對事物不再執著計較、氣色變好了、身體也變得很健康，「不必用言語去抗辯，我用自己發生的改變做了最佳的解釋，讓親友們慢慢接受我的決定，進而肯定我的選擇。」

　　對Rachel來說，生命歷程在遇見瑜珈前是一種，修練瑜珈後又是一種，現在的她，認為萬物任何互動關係都是好的，就算真的不好，也能馬上接受現況。「我接受自己，選擇活在當下，修練瑜珈、探索自我的道路是孤獨的，但是我每一天都很快樂。」

Rachel推薦餐廳

Rachel愛喝大量的牛奶，如果非得外食，她通常選擇素食餐廳，Yoga Living洪光明瑜珈生活館、寬心園、妙膳，都是她最愛的選擇。

▼師資訓練大合照。

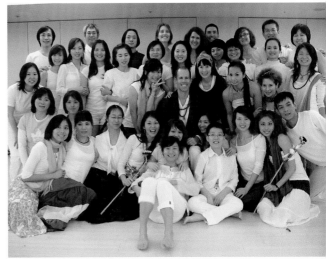

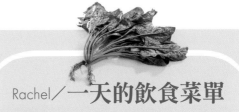

Rachel／一天的飲食菜單

5:30AM
早上5點半前起床，起床後先喝一杯溫開水，接著練習瑜珈呼吸半小時，再練習八肢瑜珈2小時。

8:00AM
早餐通常以chai為主食，這是一種瑜珈食物，以牛奶混合無咖啡因茶、肉桂、丁香、白荳蔻等香料，再添加薑或蜜糖調味。

12:30PM
午餐吃得少量清淡，自己在家煮東西不用一般沙拉油，改用酥油。

3:30PM
下午3～4點會吃個小點心，像是甜甜的水果，這個時間也是Rachel用來調整一天飲食，缺什麼、補什麼的時間。

6:30PM
晚上7點以前，Rachel會將晚餐盡量在7點以前結束，吃得也很清淡，不餓的話就吃chai、印度米加薑黃為主食，餓的話再加青菜。

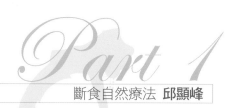
斷食——
讓身體淨空，感受心靈

　　人與人的相遇，是一種文化交流，更是能量的交換；吃，則是身體取得能量的方式之一。

　　不吃，身體沒有了能量的輸入，會發生什麼事？

　　究竟，吃，是為了身體的需要，還是心理的需要，還是靈性的需要？

採訪撰文／吳柔思　專業諮詢・圖片提供／邱顯峰

　　對於內在修練的各種方式，大部分的人可能略知一二，但如果問到這些修練的差別時，卻常因為各自的執著，引來不同的討論與辯證。然而，這對潛心研習各家學問的邱顯峰來說，一點也不會造成困擾。

　　「我不覺得有哪裡不同啊！」邱顯峰輕鬆地回應。在接觸阿南達瑪迦（Ananda Marga）之前，他是一貫道的最高講師，又因為投入大小乘佛教的學習，對部部經典更是瞭若指掌。包括開始接觸瑜珈時，也是種

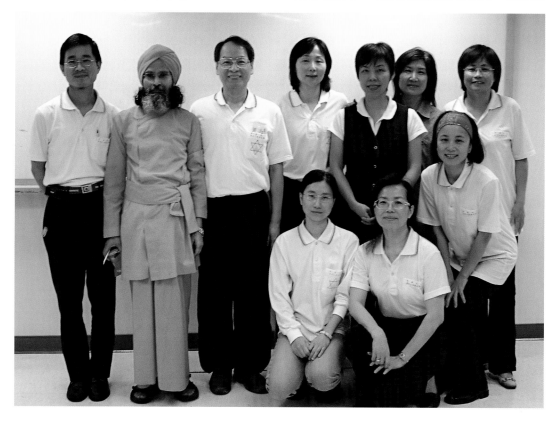

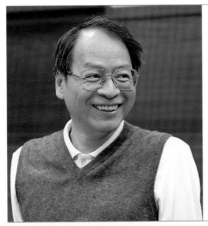

> 斷食自然療法 瑜珈師 **邱顯峰**

學習中醫數十年，鑽研各宗教經典並加以融會貫通，曾擔任各瑜珈師資培訓班專業講師，翻譯多部瑜珈系列著作，並編纂《瑜伽常用梵文暨梵文名字梵中索引》，現任瑜珈呼吸法及身印法師資培訓班、斷食自然療法師資培訓班、瑜珈教師培訓班教師。

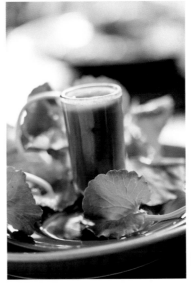

平靜的喜悅，自然而然進入瑜珈的世界。

「其實所有修練的目的都是一樣的，只是道路不同，沿途的風景也不太一樣。」邱老師神采奕奕的表情，彷彿修練就像旅行，而他，已經周遊列國回來了。

斷食有個別差異

與邱老師對話，有一種對鏡的感覺。

學習中醫已久的邱老師，沒見他叫我伸出胳臂，就直接幫我做了體質的判斷，讓初次見面的我們都嚇了一跳，原來從觀其氣色，就能目視把脈，還能「順便」了解一個人的性格，更看出邱老師知識的淵博，以及融會貫通多年所學的功力。

談到了斷食，邱老師說：「斷食不只是為了身體健康著想，而是一種全面性的提升！」這對一般從字面意思解讀「斷食」的人來說，很難想像不吃不喝，冒著血醣降

低、精神不濟、頭暈目眩等狀況發生的「斷食」，居然可以是一種治療方式，甚至還能幫助思考清楚，感官變靈敏，通體更舒暢！

邱老師當然明白我們的疑惑，更進一步地說明「斷食」的真義。

目前斷食療法的依據，大致可分為三個支流：中醫體系、西醫體系以及阿育吠陀體系。無論是哪一種斷食療法，都要有一位真正了解的老師來引導，依照每個人不同的體質來做斷食規劃。

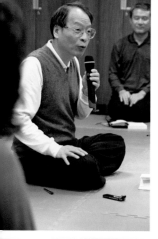

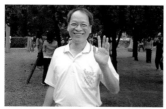

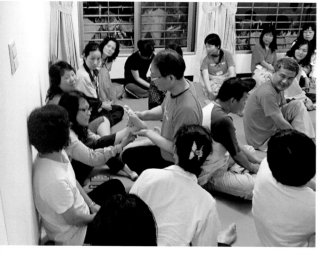

「並不是每一個人都可以嘗試斷食療法，像嬰兒與成長中的孩子，需要從食物中獲取成長的營養素；像哺乳中的母親，若參與了斷食療法，母乳中可能會帶有毒素；像患有嚴重胃潰瘍、高血壓、糖尿病的人……這些對象都不宜貿然從事斷食療法。」

一般來說，要進行長天期斷食療法前，邱老師會建議學員先去做全身的健康檢查。當進入斷食的療程，也必須是循序漸進規劃成三個階段：減食，斷食到復食。

「第一階段的減食，是讓身體的消化系統慢慢接受較少的食物，身體自然就不會分泌太多消化酵素；接著進行斷食，又分全斷食和半斷食：全斷食是連一滴水都不喝，但若是進行三天以上斷食，是可以喝水的；半斷食則是可以吃流質的食物，例如：稀飯、牛奶、豆漿、水果等。」

「等到斷食結束後的復食更是重要，短天期的斷食在復食時，可以先喝加有鹽巴的檸檬水，因為檸檬屬於鹼性，是身體良好的潔淨劑，可以幫助身體排出累積在腸子的廢物和體內毒素，之後再慢慢恢復進食。」

斷食能自覺清醒

為什麼透過斷食，可以做治療？在梵文字裡，斷食有兩個字，一個ANASHANA，意思是不吃東西；一個是UPAVA'SA，意思是更接近宇宙至道。所以，斷食不只是不吃東西，也不只是為了身體的健康，其實更進一步是為了精神及靈性的進步。

「有人說，當我們很想要吃某些東西的時候，是身體發出的最直接的渴望。但是，我們有沒有想過這樣的訊號，是健康細胞的需要，還是癌細胞的呼叫？」因此，斷食的目的，就是藉由讓身體的淨空休息，得到自淨、自救與自行修復的能力。即使在斷食期間，原本身體中過多的營養還是可以繼續供給能量，而不需要的毒素和廢物，也會自然排出體外，或當做燃料來燃燒運用。「當身體舒服了，心情會變好，精神也就遼闊了。」當我們的自覺力更加清醒，也就能深刻感受這個世界能量的瞬息萬變。

「就像同一種食物，有人吃了沒事，有人吃了卻拉肚子，可見天地萬物都有能量的變化，人的能量互相交替之後，產生了很多組合，結果如何，就看一個人自己心性的修練境界。」這就是為什麼邱老師認為沒有任何一個規則和菜單，是可以符合所有的人的需

要。「因為你與食物的契合狀態，是會互相提升，還是會造成毀滅？都是能量之間互相影響的結果。」

斷食是種自我觀照

　　斷食療法，是自然療法的其中之一，國外的斷食課程會有諸多搭配，例如芳香療法、按摩敲打、體位呼吸，與身印的練習及唱咒等等，還會有斷食寮或斷食營推出的系列課程。對於不了解斷食療法的人來說，目前台灣已經有諸多機構開始辦課程，也會舉辦團體的斷食體驗。就像有一群人共同完成一個目標，除了可以互相扶持，互相監督之外，每個人的健康安全也可以受到比較完整的照顧。

　　與其將「斷食」視為一種身體機能的療法，不如說它是藉由身體的淨空，讓我們深刻地去感受心靈。就像邱老師說的：「以心觀心，才能有正向能量的交換。」

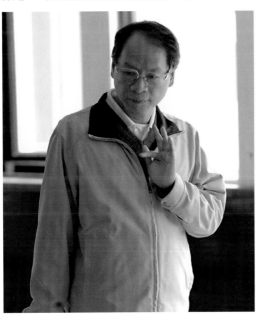

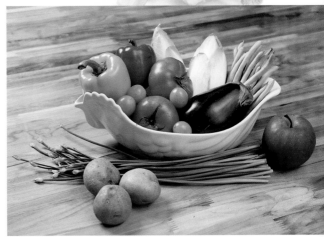

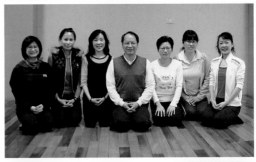

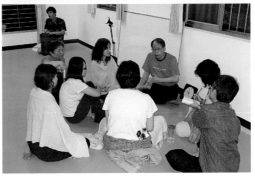

Part 2

瑜珈飲食養生DIY

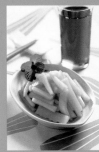

體質調理・淨化心靈・膳食養生健康食譜

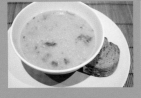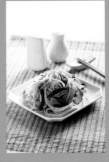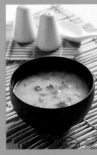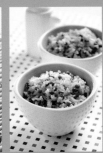

洪光明の異國風味活力餐

採訪撰文／廖薇真　專業諮詢・圖片提供／洪光明

　　現代人追求養生多傾向於選擇素食，但瑜珈師洪光明建議，吃素前還是要先了解自己體質適合吃哪方面的素菜，才能吃得健康又不傷身，唯有攝取充滿生命力的食物，才能為自己帶來活力。

　　擅長異國美食料理的洪光明，不做一般人刻板印象中的素菜，而是有著非常養眼的色彩、豐富的口感層次，以及刺激的重口味。然而，即便他做刺激的素菜，仍維持健康不傷身的原則，兼顧營養與健康的概念，推廣低熱量、低麵粉、高纖維的料理，他尤其推薦二十一世紀的三大超級食物：印地安麥、甜菜根、水芹菜，這些食材在國外飲食文化中風行已久，富含多重營養素，是吃素者的最佳選擇。

　　洪光明在自己的瑜珈教室裡開設純素廚房（Ahimsa）實踐養生教學，並提供精心挑選最棒且最新鮮的食材，烹調健康美味的異國料理。以下他推薦的五道菜式，就是專為都會人所設計，提供人們興奮的能量與熱量，讓身體重新裝載活力生機，待回到工作崗位時能有衝勁繼續工作。

❋日式黑椰米沙拉

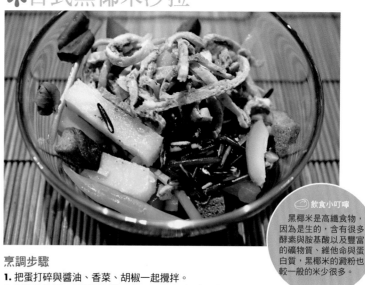

煎蛋材料

1. 有機醬油／1大湯匙
2. 有機蛋或土雞蛋／4個
3. 新鮮嫩薑（剁碎）／2.5cm
4. 香菜（剁碎）／50g
5. 無鹽奶油／400g

沙拉材料

1. 黑椰米（泡3天煮熟）／50g
2. 碗豆夾（切細條）／50g
3. 黃甜椒去籽（切細條）／1粒
4. 蔥（切細條）／2條
5. 小黃瓜（切細條）／75g
6. 紅甜椒（切細條）／1個
7. 水芹菜葉／100g
8. 特調的紅酒醋醬／100ml

紅酒醋醬材料

1. 紅酒醋／3大湯匙
2. Digon芥末／1.5小湯匙
3. 蒜（剁碎）／1粒
4. 橄欖油／10大湯匙
5. 葡萄籽油／5大湯匙
6. 海鹽／1/4小湯匙
7. 黑胡椒／1/4小湯匙

烹調步驟

1. 把蛋打碎與醬油、香菜、胡椒一起攪拌。
2. 以奶油熱鍋，將蛋兩面煎至熟，可做出2個小蛋餅的分量。
3. 取出煎蛋並切細條，備用。
4. 將全部的紅酒醋醬材料一起攪拌，備用。
5. 將全部的沙拉材料淋上紅酒醋醬一起攪拌，最後以蛋條做裝飾即可。

> 🍵 飲食小叮嚀
>
> 黑椰米是高纖食物，因為是生的，含有很多酵素與胺基酸以及豐富的礦物質、維他命與蛋白質，黑椰米的澱粉也較一般的米少很多。

✳塞普勒斯式埃及豆檸檬湯

準備材料

1. 埃及豆／500g
2. 小洋蔥／1個
3. 香菜／40g
4. 埃及豆煮過的汁／5杯
5. 檸檬（榨汁）／2.5顆
6. 海鹽／2.5小湯匙
7. 黑胡椒／2.5小湯匙
8. 黃檸檬皮／1個
9. 黃檸檬（切成6片）／1個
10. 橄欖油／半大湯匙
11. 過濾水／5000ml

🍵 飲食小叮嚀

這是一道零膽固醇的湯。準備5000ml的水是因為水會蒸發，為了讓湯不要變太稠。

放進的檸檬片不要有帶皮，切細的檸檬皮放入湯前一定先要去白邊，不然湯會變苦，這會給湯一個很奇特的香味。如果第二天還要用，加適量的水及半顆檸檬的汁和皮。

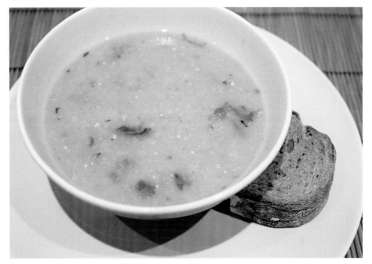

烹調步驟

1. 把泡過的埃及豆用冷水洗，放入鍋中，倒進過濾水，水量要高出埃及豆一倍，煮滾10分鐘，放入半小湯匙海鹽，降火，悶燒1.5小時。（如果埃及豆的皮浮上來，用湯匙將白白的泡沫及皮取出）
2. 把洋蔥、香菜剁細。
3. 把橄欖油放入鍋裡，炒香菜、洋蔥泥5分鐘，再放入煮過的埃及豆炒2分鐘。
4. 放入海鹽、黑胡椒，讓湯煮至滾，降火，悶燒20分鐘。
5. 將湯裡一半的埃及豆撈出，涼了以後放到果汁機裡搗碎，但不要細打成泥，放回湯裡攪拌，再加入檸檬汁、檸檬皮、檸檬片。

✳印地安麥炒白花椰菜松子

準備材料

1. 印地安麥／3杯（500C.C.）
2. 過濾水／3杯
3. 去梗白花椰菜（剁碎）／300g
4. 烤過松子（剁碎）／100g
5. 香菜（剁碎）／150g
6. 海鹽／1.5小湯匙
7. 橄欖油／5大湯匙
8. 枸杞／100g

烹調步驟

1. 把印第安麥放在水中滾4～5分鐘，放半小匙海鹽，滾後將火關掉，燜10分鐘之後放2湯匙橄欖油攪拌。
2. 於另一個鍋放入剩下的油，把剁碎白花椰菜放入炒，加1小匙海鹽，把剁碎松子、枸杞和香菜放進去鍋中再炒半分鐘，快速取起均勻攪拌在印地安麥裡。

🍵 飲食小叮嚀

這道菜可以代替米飯或麵，它是高蛋白、高纖維、低澱粉，非常健康。這道食譜是洪老師從Ferran Adria師傅的世界知名西班牙餐廳EL Bulli，稍微改過而使它更豐富，此餐廳是世界各國有錢與名人常飛過去享用的地方，平常訂位要等一年到一年半。

*地中海紅燒蘑菇無花果蔬菜鍋

準備材料

1. 橄欖油／100ml
2. 大洋蔥（剁細）／1顆
3. 小大蒜（剁細）／2顆
4. 香菜籽粉／2小湯匙
5. 茴香粉／2小湯匙
6. 肉桂粉／2小湯匙
7. 煮過的埃及豆／400g
8. 罐頭去皮番茄／400g
9. 埃及豆湯底／800ml
10. 茄子（去皮切大丁）／1條
11. 蘑菇（切半）／250g
12. 乾燥無花果（切丁）／100g
13. 切碎的香菜／2大湯匙
14. 海鹽／1小湯匙
15. 黑胡椒／0.5小湯匙

烹調步驟

1. 將2大湯匙的油放入鍋裡炒，與洋蔥、大蒜、茴香粉一起炒5分鐘，把埃及豆、番茄、埃及豆湯、海鹽、胡椒一起攪拌在鍋裡，關火。
2. 將茄子與一點海鹽放入另一個鍋裡炒5分鐘，將【步驟1】做好的食物放在茄子上面煮至滾，降低火候，蓋上鍋並悶燒20分鐘，再加入無花果、蘑菇再悶燒20分鐘。
3. 鍋蓋拿起，將【步驟2】做好的食物放在盤上，灑上香菜。

*巧克力甜菜根豆腐慕斯蛋糕

慕斯材料

1. 紅色甜菜根／400g
2. 中華嫩豆腐／180g
3. 牛奶巧克力磚／300g
4. 香草精／5g
5. 有機黑糖／150g
6. 土雞蛋／4個
7. 過濾水／130g
8. 鮮奶油／50g
9. 泡打粉／14g

鳳梨丁材料

1. 鳳梨／450g
2. （本地）白蘭地／50g
3. 二砂糖／120g
4. 過濾水／30g
5. 薄荷切絲／5g

鳳梨醬汁材料

1. 鳳梨／200g
2. 二砂糖／100g
3. 鮮奶油／150g
4. 肉桂粉／5g

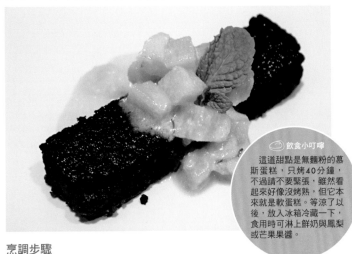

烹調步驟

慕斯製作

1. 把烤箱弄熱180度。準備方形烤盤，並且在四周鋪上烤盤紙，備用。
2. 巧克力切大塊放在大碗中，隔水加熱攪拌至溶化。
3. 將甜菜根切厚片放進烤箱，烤至軟。
4. 把甜菜根、豆腐、黑砂糖、香草精、發粉、過濾水，放入果汁機打成泥。
5. 再將甜菜泥慢慢倒入融化巧克力醬，攪拌至均勻。
6. 在倒入備用烤盤烤40分鐘取出，放涼後，再拿到冰箱冷藏一下。
7. 最後再將鳳梨丁、醬汁淋上即完成。

鳳梨丁製作

1. 先將奶油放入鍋中融化，加入鳳梨丁，炒至奶油變色，再加入白蘭地、糖、水，收乾即可。
2. 將薄荷放置室溫中炒好的鳳梨丁即可。

醬汁製作

1. 鳳梨切大塊，除了鮮奶油外把所有材料放在鍋中炒至軟，再加入鮮奶油煮至濃稠即可，放置室溫中。
2. 放進果汁機打成泥，以篩子過濾，即可使用。

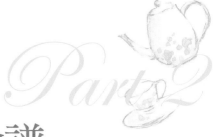

Linda の 自然全素有機食譜

採訪撰文／Hester 專業諮詢／Pure Yoga Linda Shantih
食譜資料來源／《有機健康膳食創意食譜》（翁湘淳等著，向日葵有機事業出版）

吃素＝吃草？

不，素食並不一定都如印象中來得簡單陽春，何妨現在就嘗試一下全素餐飲。你將發現，全素的瑜珈飲食也能吃得既精緻又豐富，用餐後休息一下，也許你會聽到身體正悄悄告訴你：嘿，今天我吃得很快樂滿足。

其實，素食不是只有精力湯、苜蓿芽手捲這等聽起來總覺得可能會吃不飽的餐點。實行全素飲食多年的Linda老師，推薦底下這一套素食餐，每一道餐點除了精緻好吃，也像一般的餐點一樣，分量與配菜豐富得讓人吃得滿足，而且具有更豐富的營養素，讓你吃出好體態、好健康、好氣色！

＊香椿拌麵

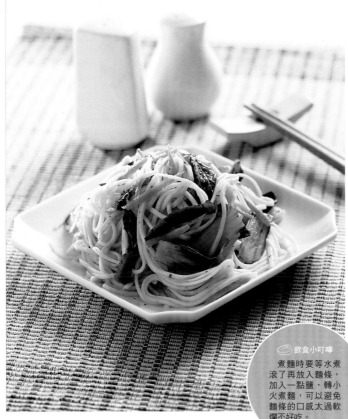

準備材料
1. 全麥麵條／4糰
2. 有機紅蘿蔔／半條
3. 有機青江菜／300g
4. 乾香菇／3朵
5. 枸杞／適量

調味料
1. 冷壓橄欖油／適量
2. 香椿醬／1大匙
3. 有機醬油／1小匙
4. 胡椒粉／少許
5. 白芝麻油／少許

烹調步驟
1. 全麥麵條燙熟，淋上白芝麻油，備用。
2. 紅蘿蔔、香菇洗淨，切絲；青江菜切小段。
3. 香菇、紅蘿蔔、青江菜入油鍋快炒，加100C.C.的水與調味料煮開。
4. 將全麥麵條倒入鍋中與醬汁均勻攪拌，起鍋，撒上枸杞。

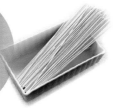

飲食小叮嚀

煮麵時要等水煮滾了再放入麵條，加入一點鹽，轉小火煮麵，可以避免麵條的口感太過軟爛不好吃。

*油醋椰菜

花椰菜含均衡維生素、礦物質，與豐富的維生素C、β胡蘿蔔素、維生素B群、鈣、鉀、食物纖維與鉻，其中鉻能夠提高胰島素效用，減少空腹的飢餓感、糖尿病、精神不集中等情形。

花椰菜不但纖維質豐富，有增進飽足感與改善便秘情形，當中含有一種稱為蘿卜硫素（sulforophane）的植物化學因子，研究已證實具有預防癌症的效果。

準備材料
1. 有機白花椰菜／半顆
2. 有機綠花椰菜／半顆
3. 有機松子／2小匙
4. 小紅莓乾／30g
5. 巴西利／適量

調味料
1. 有機醬油／1小匙
2. 有機葡萄醋／1小匙
3. 冷壓橄欖油／1小匙
4. 黑胡椒粉／適量

烹調步驟
1. 白、綠花椰菜洗淨，切成小朵，汆燙後取出，擺盤。
2. 小紅莓乾切成小粒，備用。
3. 將所有調味料放入大碗，均勻調成油醋醬，淋在花椰菜上。
4. 撒上松子、小紅莓乾與巴西利即可。

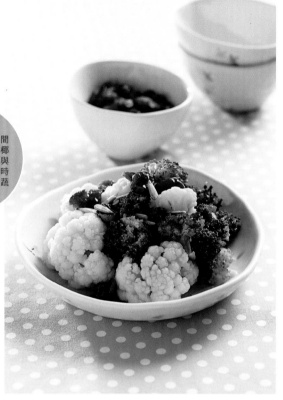

> 🥄 飲食小叮嚀
> 汆燙花椰菜的時間勿過長，以保留花椰菜清甜鮮翠的口感與豐富營養素；汆燙時加少許鹽巴，可使蔬菜不易變色。

*巴西蘑菇養生湯

準備材料
1. 巴西蘑菇／50g
2. 有機山藥／300g
3. 枸杞／0.3g
4. 有機老薑／適量
5. 水／1500C.C.

調味料
1. 天然海鹽／半小匙
2. 冷壓黑芝麻油／少許

> 🥄 飲食小叮嚀
> 巴西蘑菇為養生的保健食品，如不入菜，將其洗淨煮開，以湯汁做為飲用水也有養生效果。若巴西蘑菇購買不易，以其他菇菌類取代亦可。

烹調步驟
1. 巴西蘑菇洗淨後泡水20分鐘，山藥洗淨去皮切塊，枸杞洗淨，薑切片。
2. 浸泡的巴西蘑菇連同水，與山藥、老薑一起煮熟，起鍋前加入海鹽調味，灑上枸杞，淋上黑芝麻油即可。

✳芝麻茄子

茄子是維生素P含量最豐富的蔬果之一，維生素P能預防微血管破裂、降低膽固醇、降血壓。
而且茄子熱量低、纖維質豐富，容易有飽足感，可改善便秘。

準備材料
1. 有機茄子／半斤
2. 蒟蒻／半塊
3. 有機薑／1塊
4. 熟黑芝麻粒／適量

調味料
1. 冷壓葡萄籽油／1小匙
2. 芝麻醬／1大匙
3. 有機醬油／1大匙
4. 原味紅冰糖／¼小匙
5. 水／少許

烹調步驟
1. 茄子洗淨切成約4公分長條狀，蒟蒻切小塊，薑切細末。
2. 熱油鍋，把薑末、蒟蒻炒香，加入茄子、醬油、糖、芝麻醬與水一起燜煮。
3. 起鍋，灑上少許芝麻粒即可。

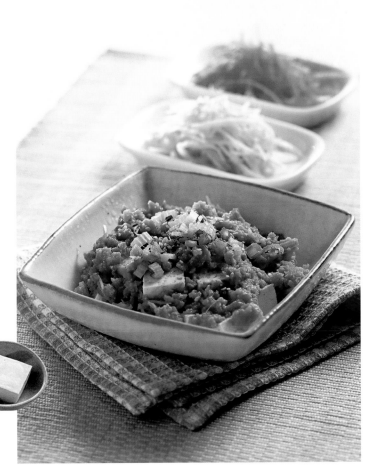

飲食小叮嚀
茄子外皮含有豐富的營養成分，料理時不要去皮。如果喜歡鮮翠口感，茄子只要燜煮至八分熟即可。

✳寶黃豆腐

準備材料
1. 有機豆腐／1塊
2. 有機紅蘿蔔／半條（有機的新鮮胡蘿蔔，食用時不需削皮，將外皮洗淨切片一起烹調或榨果汁，營養更完整。）
3. 有機薑／1塊
4. 有機芹菜／2枝

調味料
1. 冷壓葡萄籽油／1小匙
2. 原味紅冰糖／1小匙
3. 天然海鹽／半小匙
4. 冷壓白芝麻油／適量

烹調步驟
1. 豆腐切塊瀝去水分，紅蘿蔔、薑磨泥，芹菜切末，備用。
2. 鍋熱入油，加薑泥炒香，加入豆腐、紅蘿蔔泥與調味料，小火燜煮5～10分鐘，滴入少許白芝麻油，起鍋，灑上芹菜末。

飲食小叮嚀
豆腐容易在攪拌過程中變碎影響菜相，切塊時切成1公分左右大小，燜煮時以鍋鏟輕輕沿著鍋緣翻拌，避免破壞豆腐外形。

Graceの昆達里尼靈量飲食

採訪撰文／杜韻如　專業諮詢／Grace

　　昆達里尼（Kundalini）瑜珈飲食相信，食物是具有能量的，除了能延續我們的生命，好的食物，還具有治癒的療效，能淨化我們的心靈。

　　在昆達里尼的靈量飲食中，有三樣非常重要的食材，那就是洋蔥、薑和蒜。因為這三種食材蘊含著大地豐富的能量，具有像火一般的特性，不僅對我們的神經系統相當有幫助，同時能為我們帶來活力。

　　除此之外，昆達里尼瑜珈飲食也非常注重烹調和享用料理時的心情，他們相信情緒也會影響食物的能量。因此，以輕鬆的態度做料理、用愉悅的心情享受健康正向的食物，便是昆達里尼「靈量餐」的飲食精神。

　　由於靈量餐鼓勵用雙手烹調，因此食材的分量均是以雙手抓取、捏取的方式來做計算，藉此讓我們對自己的直覺充滿信心，可以隨心所欲去調整食譜。（二份雙手量的水約為250毫升，或是1杯。）

✲茄子沙拉

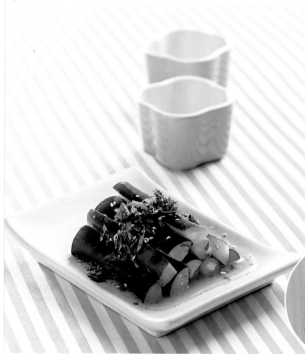

準備材料

1. 茄子／2根
2. 紅色辣椒／1小根
3. 檸檬／1顆
4. 芝麻／1份抓取量
5. 香菜／適量
6. 黑胡椒粉／少許
7. 橄欖油／適量

烹調步驟

1. 將茄子切成細長條，放入大碗中。
2. 倒入適量橄欖油，輕揉地按摩茄子，讓茄子慢慢軟化。
3. 將辣椒去籽後切碎，拌入茄子中，並且加入黑胡椒調味。
4. 吃的時候，擠入檸檬汁，並且撒上切碎的香菜和芝麻。

飲食小叮嚀

這道菜是特別為女性所設計的，它以生茄子為主要食材，避免油炸或是加鹽的不健康料理方式，而是改以用橄欖油讓茄子自然熟成。

✽瑜珈茶

準備材料
1. 水／10份雙手量
2. 薑片／8片
3. 丁香／12顆
4. 帶莢小豆蔻／16顆
5. 曬乾的的黑胡椒粒／16顆
6. 肉桂棒／2根
7. 紅茶包／4個
8. 牛奶或豆漿（可不加）／1份單手量
9. 蜂蜜（可不加）／適量

烹調步驟
1. 將薑片切成薑末，豆蔻壓碎。
2. 把水倒入平底鍋中煮沸，關小火後加入所有香料，蓋上蓋子用小火燜15至20分鐘。
3. 關火後放入茶包浸泡約1到2分鐘。此時可加入蜂蜜、牛奶或豆漿，並且再次煮沸後關火。
4. 將香料過濾掉即可飲用。

飲食小叮嚀
這道茶飲能促進、代謝循環功能，讓身體變得溫暖，加速排汗，因此能幫身體清除毒素，有感冒、受風寒的人喝了也很有幫助。

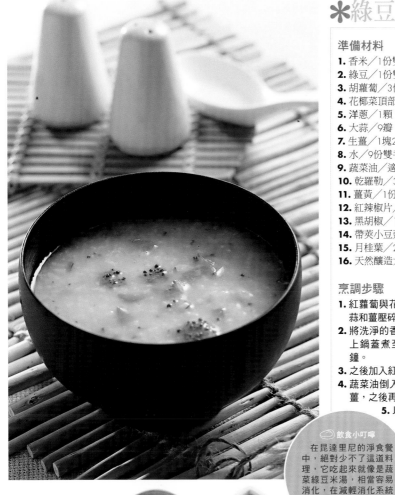

✽綠豆米食鮮蔬粥

準備材料
1. 香米／1份雙手量
2. 綠豆／1份雙手量
3. 胡蘿蔔／3份單手量
4. 花椰菜頂部／3份單手量
5. 洋蔥／1顆
6. 大蒜／9瓣
7. 生薑／1塊2～3公分
8. 水／9份雙手量
9. 蔬菜油／適量
10. 乾羅勒／3份抓取量
11. 薑黃／1份抓取量
12. 紅辣椒片／1份抓取量
13. 黑胡椒／1份捏取量
14. 帶莢小豆蔻／4顆
15. 月桂葉／2片
16. 天然釀造大豆醬油／少許

烹調步驟
1. 紅蘿蔔與花椰菜洗淨後切碎；洋蔥切丁，大蒜和薑壓碎。
2. 將洗淨的香米和綠豆放入平底鍋中，加水蓋上鍋蓋煮至沸騰，然後轉小火再煮約15分鐘。
3. 之後加入紅蘿蔔與花椰菜，再煮上11分鐘。
4. 蔬菜油倒入油鍋中加熱，放入洋蔥、大蒜和薑，之後再將所有香料加入。
5. 以「∞」的符號形狀攪拌，隨時注意是否燒焦。
6. 攪拌4分鐘後，加入煮好的米和綠豆，並以大豆醬油調味。
7. 繼續以小火燉煮31分鐘，直到煮成濃湯狀即可。

飲食小叮嚀
在昆達里尼的淨食餐中，絕對少不了這道料理，它吃起來就像是蔬菜綠豆米湯，相當容易消化，在減輕消化系統負擔的同時，也能幫助身體清除毒素。

✱芒果酸辣醬

準備材料
1. 中型番茄／2顆
2. 芒果／1顆
3. 紅蔥頭／1顆
4. 大蒜／2瓣
5. 檸檬／1顆
6. 青辣椒／1根

烹調步驟
1. 芒果削皮切成丁；番茄、紅蔥頭切丁。
2. 大蒜切碎；青辣椒去籽後切丁；檸檬擠成汁。
3. 將切成丁的番茄、芒果和紅蔥頭一起放入食物調理機中打碎。
4. 之後加入大蒜、檸檬汁和辣椒，攪拌均勻即可。放入冰箱冷藏可保存一個星期。

◎ 飲食小叮嚀

自製天然的醬料，來取代市售人工化學調味料，不但新鮮美味又健康。這道酸辣醬不論是搭配沙拉、米飯或做抹醬都很適合，而辛辣程度可依個人口味來做調整。

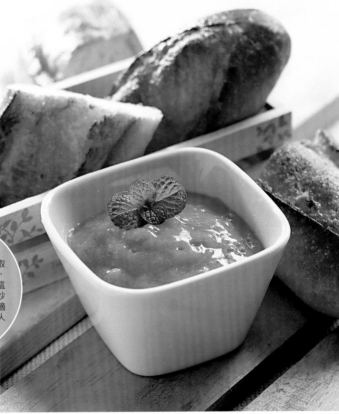

✱聖靈湯

準備材料
1. 茄子／2根
2. 胡蘿蔔／2根
3. 甜菜／1顆
4. 洋蔥／1顆
5. 馬鈴薯／1顆
6. 綠花椰菜／1顆
7. 大蒜／4瓣
8. 小綠辣椒／1-2根
9. 高湯塊／1顆
10. 薑黃粉／1份捏取量
11. 天然釀造大豆醬油／適量

烹調步驟
1. 茄子橫切成厚圓片；胡蘿蔔、甜菜、洋蔥、馬鈴薯削皮後切丁；花椰菜只摘頂部，剝成小花狀。
2. 大蒜壓碎，辣椒去籽後切碎。
3. 除了辣椒外，將所有蔬菜放入鍋裡蒸至軟爛。
4. 在另一個鍋中倒入約半鍋的水，然後煮到沸騰。
5. 將辣椒放入滾水中，加入高湯塊和薑黃粉。
6. 最後將蒸好的蔬菜放進沸騰的湯裡，以畫圓的方式攪拌一次，再加入適量的醬油調味。

◎ 飲食小叮嚀

在靈量餐中，建議女性每天食用一餐蒸蔬菜，而且最好是在就寢前的三小時食用。這道湯品就是蒸蔬菜的變化式，其中的蔬菜種類很多，既美味又低脂。

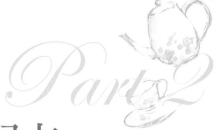

Rachelの阿育吠陀養生配方

採訪撰文／林怡慧　專業諮詢／Rachel

　　阿育吠陀（Ayurveda）最重要的養生觀點，是了解自己的體質，進而尋求最適合自己的養生方式。而阿育吠陀的飲食觀，也以保持飲食的均衡為主要訴求，認為均衡攝取六味，甜、酸、鹹、苦、辣、澀的食物，並且適當調理，才是健康的根本之道。

　　想力行瑜珈飲食不見得要吃素，阿育吠陀飲食有幾項顯明的特色，每一項都能幫助大家擁有愉悅清淨的身體。

＞你可以從新鮮食物當中，攝取到食物最強大的能量，選新鮮的食材，絕對必要。

＞食物盡量保持原始原味，過度烹調只會壞了食物本身的營養能量。

＞全穀類及高纖的碳水化合物，保留更多天然的營養價值。

＞不過度烹調，以蒸、烤、煮為主要烹調方式。

＞溫和天然的香料，可以讓人時刻保持活力。

＞多喝水，幫助身體代謝廢物。

＊印尼羅望子椰奶龍鬚菜

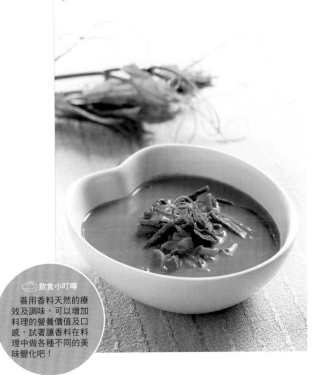

這是一道口感協調的咖哩料理，特別適合在初春或是天候稍涼的季節食用。辛辣的香料如紅辣椒、薑，可以促進整體循環、消化系統；食用適量的大蒜可以提升免疫功能，薑黃則有控制膽固醇、清除體內廢物毒素的作用。這道菜對維護腸胃消化系統健康很有幫助，椰奶的加入也有潤肺的作用，是一道健康十足的美味料理。

準備材料
1. 椰奶／3杯
2. 龍鬚菜／500g
3. 薑黃粉／1小匙
4. 羅望子醬／1大匙
5. 海鹽／適量

香料醬材料
1. 小紅蔥（剁細）／3顆
2. 大蒜（剁細）／2粒
3. 紅辣椒（去籽剁細）／2條
4. 南薑（剁細）／3公分
5. 薑黃粉／1小匙
6. 嫩薑（剁細）／3公分
7. 香茅（打碎）／一根
8. 檸檬葉（撕半）／5片

烹調步驟
1. 把香料醬的全部材料攪拌在一起，加入香茅、檸檬葉，放進椰奶中煮到滾。
2. 再加入龍鬚菜、羅望子、薑黃粉、鹽，煮滾後即可上桌。
3. 端出前，調味用的香茅、檸檬葉拿掉。

　　飲食小叮嚀
善用香料天然的療效及調味，可以增加料理的營養價值及口感，試著讓香料在料理中做各種不同的美味變化吧！

✱日本椰棗核桃黃豆粉方塊糕

就算現代人已經攝取了過量的營養，還是阻擋不了想吃甜食的欲望。這道無添加糖分的甜點，利用食材的甜味取代人工調味，具有豐富營養價值的食材，自然的口感不會讓身體增加負擔。

準備材料
1. 椰棗／60g
2. 核桃／60g
3. 天然鹽／1g
4. 椰子粉／20g
5. 過濾水／半杯

烹調步驟
1. 乾燥椰棗加水煮至變軟且水分收乾，用木匙搗成泥。
2. 加黃豆粉、天然鹽混合均勻。
3. 加入稍微烤過並切成粗塊的核桃，混合均勻。
4. 用手整理成一個丸狀。
5. 放到預先以水沾濕內側的方形模中，並從上方施力壓平。撒上預先用烤箱烤出香味的椰子粉，脫模，切成2公分大小的方塊糕。

✱印度腰果香菜醬

一道成功的醬料可以讓料理起死回生，這道作法簡單、酸酸甜甜的醬汁，適合搭配餐桌上任何食材。運用礦物質豐富的香菜、對消化系統友善的優格，讓這道醬汁也成為健康小幫手，腸胃蠕動更順暢。

準備材料
1. 香菜（剁碎）／3杯
2. 生腰果／1杯
3. 嫩薑（剁碎）／2大湯匙
4. 優格／2～3湯匙
5. 檸檬汁／4大湯匙
6. 蜂蜜／4大湯匙
7. 海鹽／1小湯匙

烹調步驟
將所有食材放入果汁機中打成泥即可。

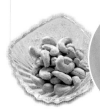

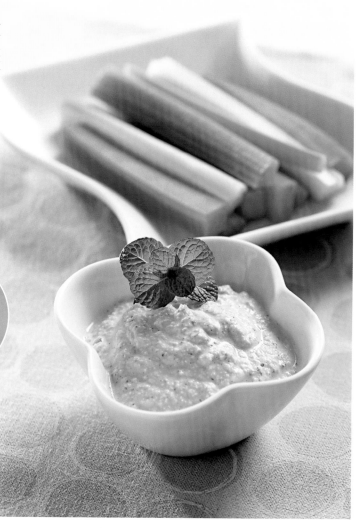

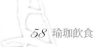

✳印度綠豆香米飯

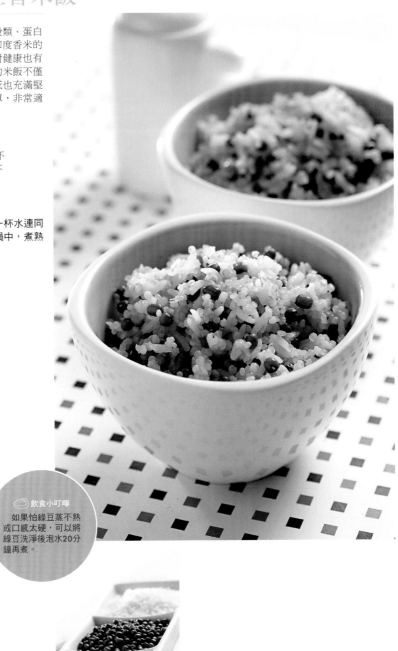

米飯裡有豐富的穀類、蛋白質營養，Basmati印度香米的澱粉含量較低，對健康也有助益。充滿穀物的米飯不僅咀嚼感十足，口感也充滿堅果風味。做法簡單，非常適合忙碌的現代人。

準備材料
1. 印度香米／⅓杯
2. 印第安麥／⅓杯
3. 綠豆／⅓杯

烹調步驟
將材料洗淨，加一杯水連同所有材料放入電鍋中，煮熟即可食用。

🍃 飲食小叮嚀
如果怕綠豆蒸不熟或口感太硬，可以將綠豆洗淨後泡水20分鐘再煮。

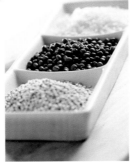

Part 2

李玉美の清腸淨腹排毒餐

採訪撰文／陳秀麗　專業諮詢／李玉美

　　因為瑜珈而與提倡生機食療有成的歐陽英老師結識，李玉美深得生機飲食的箇中精髓，飲食中掌握素多葷少，盡量回歸天然、清淡的飲食原則，讓身體處於舒服、健康的狀態中。

　　她認為，飲食中要懂得聰明拿捏少吃與多吃的技巧，少吃的原則是：少油、少糖、少鹽，避免加工食品，三餐以清淡為宜，切忌重口味與炸、煎、燻、烤的烹調方式；而多吃的原則是：多吃天然食物、多吃素，全素最好、素多葷少也不錯，記得烹調以蒸、煮為主。

　　此外，多吃一些利尿、通便的食物，能幫助體內將毒素代謝出去。這樣不但有益健康，對學習瑜珈的人來說，當排便、排尿順暢之後，身體的柔軟度就回來了；身體舒暢了，整個人也會充滿活力！

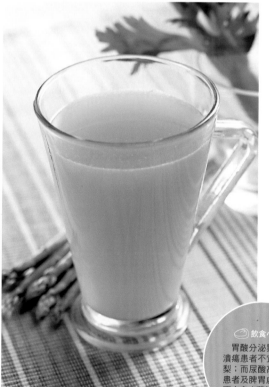

*蘆筍綜合果汁

許多生活匆忙、壓力又大的上班族，都有排便不順或腸胃不舒服的困擾，這道果汁當中，鳳梨有助消化、健脾胃、消腫去濕、降壓、利尿等特性；而蘆筍具有利尿通便、解毒等功能。整體而言，是一道夏日裡既能消暑、又能改善便秘的絕佳飲品。

準備材料
1. 綠蘆筍／120g
2. 西洋芹／20g
3. 鳳梨／100g
4. 柳橙／½顆
5. 寡糖／10C.C.

烹調步驟
1. 西洋芹洗淨切段，蘆筍洗淨去粗皮切段，鳳梨去皮切塊，柳橙洗淨剝皮去籽。
2. 將全部材料用分離式榨汁機榨出原汁，加入寡糖、冷開水100C.C.，拌勻即可飲用。

飲食小叮嚀
胃酸分泌異常、胃潰瘍患者不宜多吃鳳梨；而尿酸高、痛風患者及脾胃虛寒者則不宜多吃蘆筍。

✲涼拌山藥

現代人常為腸胃問題所困擾，腹脹、消化不良都是常見的煩惱。如果不想在公共場合中，因排脹氣、打嗝而尷尬不已，就要根本解決這個問題。這道涼拌山藥，運用了其中豐富的酵素來幫助消化，避免腸道異常發酵，有消除腹脹的功效，讓你在重要時刻不出糗！

準備材料
1. 新鮮山藥／200g
2. 白蘿蔔／100g

烹調步驟
1. 山藥與白蘿蔔洗淨去皮、切薄片備用。
2. 酌量加入米醋、果醋、粗鹽和有機醬油調味攪拌後趁鮮生食。

🥢 飲食小叮嚀
雖然山藥能健脾胃、止瀉等，但有習慣性便秘者則不宜多食；而白蘿蔔有利尿通便、改善胃酸過多等的效果，不過脾胃虛寒的人也不宜多吃。

✲紫蘇梅汁涼拌黃瓜

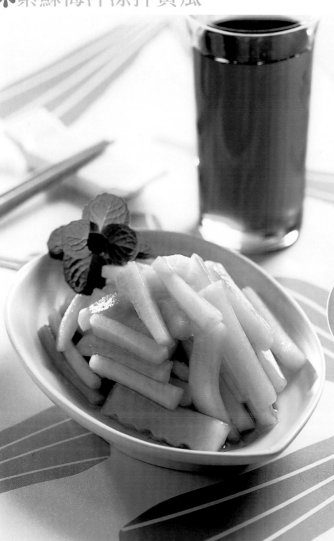

大部分學瑜珈的人，都希望身體健康、身材更好，為了讓學員們更快達到這樣的目標，最好的飲食方式就是能做到由內而外、身心合一的提升。這道清爽可口的涼拌菜，料理方式簡單、食材取得方便，還有助提振食慾。

準備材料
1. 大黃瓜／1條
2. 紫蘇梅汁／50C.C.

烹調步驟
1. 大黃瓜去皮、去籽、切細條，加適量粗鹽拌勻，靜置20分鐘。
2. 之後再以冷開水將鹽洗掉，然後加入紫蘇梅汁及適量冰糖拌勻即可飲用。

🥢 飲食小叮嚀
胃病患者不宜生食大黃瓜，腹瀉嘔吐之際也要忌食；易經痛或經血稀薄、經期過長者也不宜多吃。

✳海帶黑木耳炒芹菜

體重減不下去的人，有些是因為胃口太好、美食當前難以抵擋！所以，可以吃些能降低食慾又有飽足感的餐飲，這道海帶黑木耳炒芹菜就有此功能，讓你不再看到食物就控制不了自己暢旺的食慾。

準備材料
1. 海帶（乾）／15公分長
2. 黑木耳（乾）／3朵
3. 小芹菜／100g

烹調步驟
1. 海帶與黑木耳用水泡軟後切絲，小芹菜切小段。
2. 海帶與黑木耳加適量水煮熟後撈起，再加入小芹菜、橄欖油拌炒，酌量加入粗鹽調味即可。

🥄飲食小叮嚀

此道菜作法簡單，是想嘗試生機飲食者的入門菜色。但若正在服用含甘草的中藥者，不宜與海帶同食；常排稀便及容易腹瀉者，也最好忌食黑木耳。

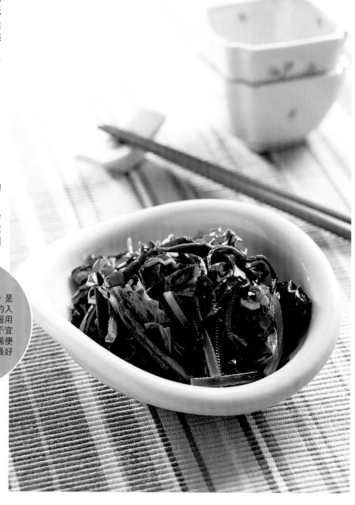

✳五福炒蒟蒻

排便順暢，體內才能乾淨健康。為了讓排便順暢，最好能多攝取粗纖維和根莖類食物，黑木耳、蒟蒻、竹筍都是可促進腸道蠕動的粗纖維食材；而胡蘿蔔是根莖類，能增加排便量，是一道具改善便秘與排毒功效的料理。

🥄飲食小叮嚀

胡蘿蔔素與油脂同煮，吸收率能大幅提升；而吃過量的竹筍會影響鈣質吸收，正值發育期的兒童不宜多吃。

準備材料
1. 蒟蒻／150g
2. 黑木耳（乾）／1朵
3. 胡蘿蔔／⅓條
4. 竹筍／⅓條
5. 豆芽菜／50g
6. 豆腐皮／1塊

烹調步驟
1. 將蒟蒻切細條；黑木耳泡軟、切絲；胡蘿蔔去皮、切絲；竹筍去殼、切絲；豆腐皮切絲。
2. 將全部材料加橄欖油拌炒至熟，酌加粗鹽、素G粉調味即可，並趁熱食用。

*三色生菜春捲

生機飲食對體質的調理，能發揮極大的功效。這道「三色生菜春捲」雖然都是由蔬菜所組成，卻具有主食的營養豐富與飽足感，裡面各種清爽的食材，不但能提振精神、幫助消化，還能增強免疫力，當別人在「流行」感冒時，你可以當個不跟流行的人哦！

準備材料
1. 春捲皮／1張
2. 苜蓿芽／10g
3. 紫色高麗菜絲／5g
4. 豌豆苗／5g
5. 切成長條狀的三色甜椒／各5g
6. 葡萄乾／10～15粒
7. 大豆卵磷脂／8g
8. 小麥胚芽／4g
9. 黑芝麻粉／3g

烹調步驟
將以上所有材料，整齊地放在春捲皮上，再包成春捲即可。

飲食小叮嚀
生菜是最能留住營養價值的食材，尤其是甜椒類，不會因烹煮而流失、保持了最甘甜的美味。然而苜蓿芽雖是一種絕佳的生食食材，但紅斑性狼瘡患者則應忌食。

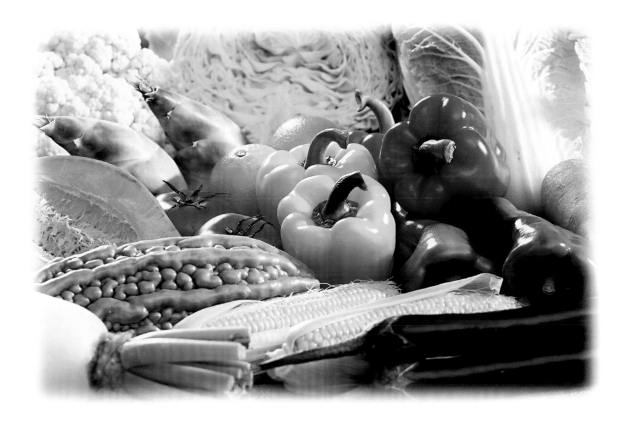

Part 3

飲食保健
瑜珈體位法

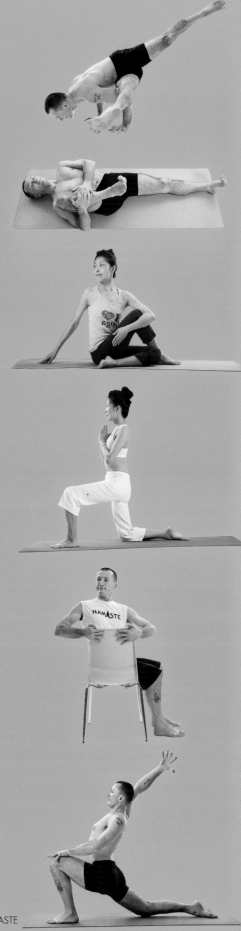

》消化系統保健
》改善情緒性進食
》上班族及日常保養

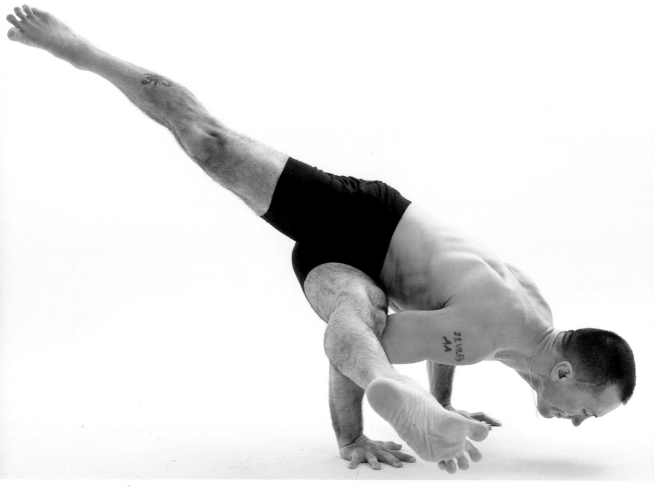

Part 3
消化系統保健體位法

採訪撰文／蔡玟燕 專業諮詢及示範／SPACE YOGA阿南（Adnan Tahirovic）

Adnan Tahirovic

12年教學經驗，為歐洲A—list級瑜珈師，具美國瑜珈聯盟（Yoga Alliance）RYT500及可培訓、授證瑜珈師資的E—RYT500高級認證，將於2009年7月與加拿大瑜珈名師Basia Going開辦RYT200小時瑜珈師資培訓課程，幫助想成為瑜珈老師的學員，學習正確的教學方法與教育哲學；對於單純想要精進自己瑜珈修練的學員，也是難得的好機會。（更多相關資訊請上：http://www.withinspace.com／）

Adnan Tahirovic為合格shiatsu按摩師，擅長為各種性別年齡、體能者，設計個人化瑜珈課程；專精瑜珈、運動理療，可協助運動員訓練規劃、預防運動傷害及治療。並擔任英國Yoga Magazine專欄作家及《我愛瑜珈》專欄諮詢，2006年發行《Yoga: The Supreme Art of Living》作品。

※個人網站：http://www.adnanyoga.com。

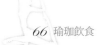

瑜珈體位法與消化系統的關連

瑜珈最好的練習時間，是在空腹時進行。

瑜珈體位法裡所有扭轉、前彎和後彎動作，皆可緊實消化器官，強化其功能。以瑜珈體位法精華——拜日式為例，光是一連串前彎及後彎的流暢動作設計，即具備絕佳刺激腸胃蠕動功能，更遑論許多前彎及扭轉動作，藉由身體其他部位去壓迫腹腔，並不斷地按摩腹部消化系統，以刺激排便功能。

其中，常見後彎體位法，如肩橋式，能活化神經系統，使身體更具活力；躺姿英雄式，則能開展腹腔裡的骨盆部位，增進腹部臟器循環功能。此外，一提到難以啟齒的便秘問題，更不能忽略有效促進身體內物質移動的頭下腳上倒立姿勢。

經常練習這些瑜珈體位法，可以幫助消化系統的保健，對於生活作息緊張的現代人來說，還可達到肌肉放鬆及健身的效果。

For Yogis瑜珈練習建議

如果時間充裕，建議可先以3至5趟拜日式暖身後，才依序進行下列各動作。本套動作需約40至45分鐘時間練習，飽餐後請勿練習。若體力許可，動作可停留稍久或每邊重複兩次。

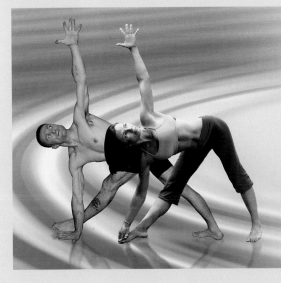

1. 建議每週至少練習2至3次，再逐漸增加至3或5次。
2. 練習時，把握體位法的正位原則，手腳永遠穩扎入地，平均分配身體重量，拉長脊椎，創造身體更多空間，尊重呼吸和身體極限。
3. 練習時，永遠保持耐心，尊重身體極限，維持平緩呼吸，且讓身心停留在當下，深深品味每次深呼吸。

躺姿抱膝靠胸 Pavana Muktasana
（又名除風式 The Wind-releasing Pose）

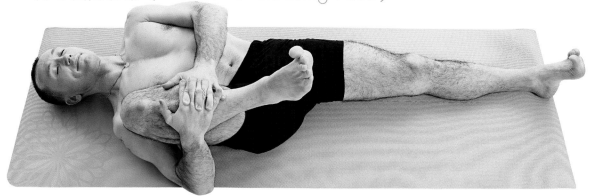

■ 練習步驟

1. 平躺，兩邊肩膀和髖部貼地。
2. 吸氣，右膝彎曲，先往外轉動髖部，再往內並以雙手手指交叉抱住右膝下方（為避免右臂往右肩抬高，右手抱右膝時，左肩先往下並固定住，則右髖部外側可伸展更多）。
3. 左腳貼地，並保持中立位置；右腳趾朝天花板，雙肘內收至身體兩側；停留5至10個深呼吸，換邊重複動作，兩邊完成後才算結束一趟練習，時間若足夠，則可練習兩趟。

■ 練習功效

刺激腸子蠕動，排除腸胃裡堆積的氣體以及伸展下背。

山式變化 Tadasana

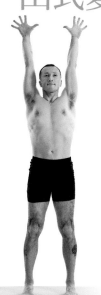

【A】雙臂高舉過頭
Urdva Hastasana

■ 練習步驟

1. 吸氣，雙臂上抬與肩同寬且平行，全部手指有力張開，拉長雙臂。
2. 雙肩先微抬再往後拉，注視前方，停留5至10個深呼吸。

■ 練習功效

重建正確站姿，伸展胸大肌及闊背肌。

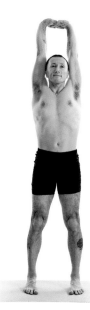

【B】十指交扣
Baddhanguliasana

■ 練習步驟

1. 保持雙臂高舉過頭，十指交扣，雙手掌心朝上，推向天花板，停留5至10個深呼吸。
2. 雙臂放回身體兩側，吐氣。

■ 練習功效

體認脊椎自然曲線，開展胸部，伸展背部。

三角伸展式 UtthitaTrikonasana

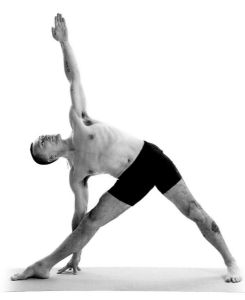

■ 練習步驟

1. 雙腳視個人體型，寬站約5至6步距；右腳向右轉90度，左腳趾內轉約20度，兩腳使力。
2. 吸氣，雙手往兩側延伸，吐氣，身體從骨盆處往前彎；依個人狀況，右手放右脛骨或右腳踝上，或以手指點地。
3. 延長脊椎，拉長尾骨，伸直左臂往側面延伸，畫半圈貼近左耳再上抬，雙眼注視左大拇指；肋骨往下並內收，保持肩膀在身體中線位置。
4. 停留5至10個深呼吸；吸氣，起身。換左邊重複動作，兩邊做完算一趟練習，可練習兩趟。

■ 練習功效

強化腿部，伸展腿後腱及大腿內收肌；拉長脊椎，強化背部，開展胸部，舒緩背痛及頸部扭傷；伸展肩膀、手臂；改善髖部柔軟度；伸展軀幹，拉長體側。

側三角伸展式 Utthita Parsvakonasana

■ 練習步驟

1. 雙腳站姿略比三角伸展式寬，右腳往右轉90度，左腳趾則不必內轉太多。
2. 吸氣，雙臂有力往兩側延伸，吐氣，右膝彎，對準右腳第二和第三根腳趾，右髖部和右大腿成一直線，兩腳同時使力，下腹部先往上提再稍往內收，打開髖部，身體重量往下，先進入英雄二式。
3. 吸氣，拉長右側身體往前傾，吐氣，右側身體往下，右手視個人情況，貼地或手貼瑜珈磚。
4. 吸氣，左手先往側面延伸，畫半圈貼近左耳以拉長左側身體，再往右方延展出去；放鬆腹部可充分旋轉軀幹；最後，雙眼注視左腋窩，可維持頸椎自然曲線。
5. 停留5至10個深呼吸；吸氣，起身。換左邊重複動作，兩邊做完算一趟練習，可練習兩趟。

■ 練習功效

強化腿部肌肉，開展髖部，拉長脊椎，伸展體側肌肉；舒緩坐骨神經痛和關節疼痛；訓練核心肌群，伸展胸部、肩膀和頸部；增加腸胃蠕動功能，促進排泄功能。

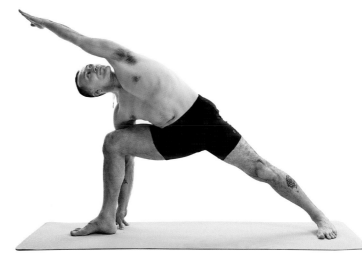

下犬式 Adho Mukha Svanasana

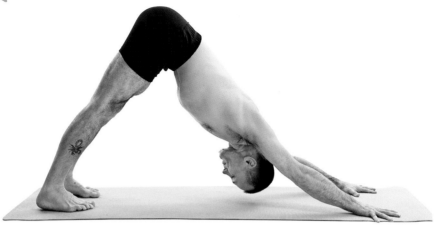

■ **練習步驟**

1. 雙手與肩同寬，雙腳與髖部等距，雙腳腳跟貼地，若無法踩地，雙膝微彎，勿拱背。
2. 雙腳活躍，股四頭肌使力，大腿內旋，足弓上抬，左右手跟左右腳相互平行；兩手張開全部手指，食指和中指朝前，相互平行。
3. 所有手腳牢牢地扎入地面，雙臂充分延伸，內外側手臂完全地伸展開來，保持肩膀寬闊，拉長並放鬆頸部；充分延展每節脊椎，使它們擁有更多空間，但勿過度伸展脊椎。
4. 試著多點雙臂往身體拉的力量，而非將身體推向地面，更能活化闊背肌；薦椎朝上與腰椎對齊，讓坐骨像花般綻放。停留5至10個深呼吸；吸氣，結束動作。

■ **練習功效**

　　伸展腿後腱、肩膀和腹部肌肉，紓解受迫脊椎，減緩頸部及下背緊繃，強化手臂，可刺激腹部臟器，消除疲勞，平撫神經系統；具「半倒立」之效，高血壓者也能練習。

站姿分腿大前彎 Prasarita Padottanasana A

■ **練習步驟**

1. 雙腳視個人體型寬站，約5至6步寬，兩腳平行有力下扎，趾尖朝前；吸氣，雙手往兩側延伸，吐氣，雙手放在髖部，兩手大拇指放在薦椎上。
2. 吸氣，胸口往上抬高；雙手食指和中指先壓入兩邊大腿根部與髖部連接的凹處；吐氣，身體由髖部往前彎，雙手貼地，與兩腳在同一直線。
3. 吸氣，平背；吐氣，再次前彎，雙手移至兩腳後方平穩貼地，頭心輕點地並與地面平行。
4. 兩手和頭形成三點頭倒立位置；保持雙肩寬闊，不擠壓頸部。停留5至10個深呼吸；吸氣，起身。

■ **練習功效**

　　伸展腿後腱及小腿，強化股四頭肌，減緩下背不適，紓解受迫脊椎，平撫神經系統；開展髖部、增強消化功能；讓血液倒流至頭部，無法做頭立式者，可從此動作獲益。

站姿直腿前彎式（頭貼磚） Uttanasana

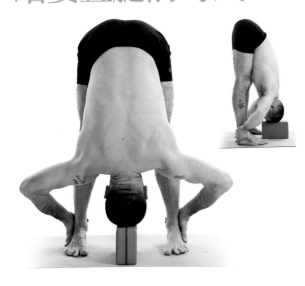

■ 練習步驟

1. 山式，雙腳與髖部等距，兩腳有力踩地，內外側同樣使力。雙手放在髖部，兩手大拇指放在薦椎。

2. 吸氣，胸口往上抬高，雙手食指和中指先壓入兩邊大腿根部與髖部連接的凹處；吐氣，放鬆腹部，由髖部往前彎。

3. 雙手握住腳踝外側，頭心貼在瑜珈磚（可紓解肩頸緊繃，平撫心情），保持坐骨朝上，髖部、膝蓋脛骨和腳踝成一直線；不聳肩，放鬆頸部。停留5至10個深呼吸；吸氣，起身。

■ 練習功效

伸展小腿和腿後腱，舒緩下背及頸部，刺激腹部器官，安撫情緒。

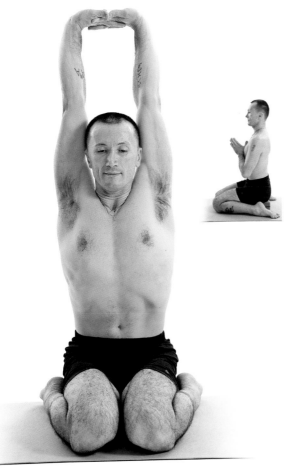

跪姿英雄式 Virasana

■ 練習步驟

1. 跪姿（膝傷或大腿前側過緊者，臀部無法坐地面，跪坐在瑜珈磚。）

2. 雙膝併攏，維持其中立位置，兩腳腳趾平均貼地並對齊脛骨，腿後腱外緣往內移，小腿外翻後貼平地面，雙腳和兩脛骨成一直線（若腳太往內移將過度外轉脛骨而扭曲膝蓋）。

3. 臀部緩緩坐地，坐骨沉入地面，平均分配體重，薦椎內收並上移，對直脊柱其他部分。保持背直，讓每一節脊椎骨有大量空間。

4. 十指交叉，掌心外轉。吸氣，雙臂高舉過頭，掌心朝天。保持手臂筆直及肩膀寬闊。停留5至10個深呼吸；吸氣，雙臂放下。

■ 練習功效

強化膝蓋，伸展股四頭肌及腳踝，改善扁平足；消除腸胃脹氣，舒緩餐後胃下垂；改善尾骨、薦椎或薦底腸骨關節問題；讓身體重新獲得能量。

坐姿扭轉式 Bharadvajasana

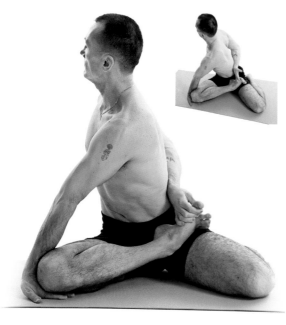

■ 練習步驟

1. 坐姿，左腿成跪姿英雄式，彎曲右膝往外轉動髖部後，右腿再往內帶，右踝放在左大腿上（若無法盤腿者，右膝彎曲，放在左膝前方即可），此動作的兩腿位置略寬於髖部。

2. 吸氣，右手抬高，往後抓住右腳趾，吐氣，左手反折放入右膝外側下方，並以右膝力量壓住右手背。

3. 右腳盤腿蓮花姿抵住左大腿根部，盡量讓成英雄跪姿的左邊坐骨下扎。吸氣，拉長脊椎，背直，吐氣，肚子放鬆，讓雙肩下沉，慢慢轉動軀幹，最後，轉頭看向右肩。

4. 扭轉時，身體會稍微往前傾，想像著內臟正隨著腹部皮膚深沉地扭轉。停留5至10個深呼吸；換邊重複動作，兩邊完成後才算結束一趟練習，時間足夠，則可練習兩趟。

■ 練習功效

增加脊椎彈性，靈活胸椎及腰椎，活絡背肌，刺激腹腔器官。

聖哲馬理奇扭轉式 Marichyasana

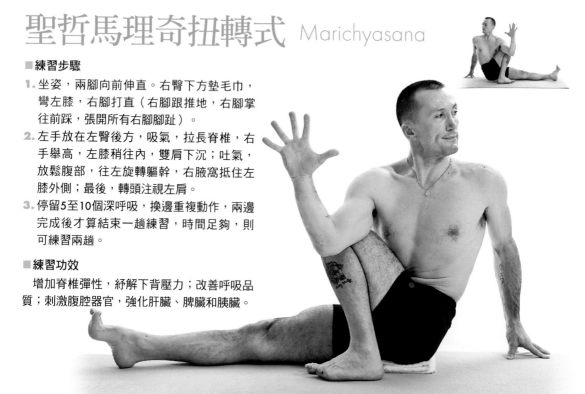

■ 練習步驟

1. 坐姿，兩腳向前伸直。右臀下方墊毛巾，彎左膝，右腳打直（右腳跟推地，右腳掌往前踩，張開所有右腳腳趾）。

2. 左手放在左臀後方，吸氣，拉長脊椎，右手舉高，左膝稍往內，雙肩下沉；吐氣，放鬆腹部，往左旋轉軀幹，右腋窩抵住左膝外側；最後，轉頭注視左肩。

3. 停留5至10個深呼吸，換邊重複動作，兩邊完成後才算結束一趟練習，時間足夠，則可練習兩趟。

■ 練習功效

增加脊椎彈性，紓解下背壓力；改善呼吸品質；刺激腹腔器官，強化肝臟、脾臟和胰臟。

躺姿英雄式 Sputa Virasana

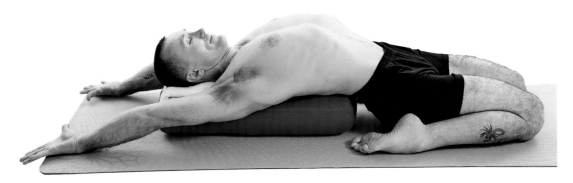

■ 練習步驟
1. 跪姿英雄式，可視個人狀況選擇長型抱枕。若躺在抱枕，背部需貼住枕頭，而非薦椎；為維持頸部自然曲線，可於頸後墊毛巾。
2. 吸氣，雙臂高舉過頭貼地，掌心朝上，保持平順呼吸，確保下背不受壓迫，停留2至5分鐘。起身時，雙手推兩腳腳底，為避免扭曲背部，兩邊身體需平均且緩慢地離開抱枕，最後才坐直。

■ 練習功效
伸展股四頭肌和髖部，伸展腹部和骨盆，促進腹部臟器循環；開展胸部。

躺姿蝴蝶式 Supta Baddha Konasana

■ 練習步驟
1. 嚴重傷或下背部不適者，改採躺姿蝴蝶式（也可利用長型抱枕練習）。
   坐姿，兩腿放在身體前方，雙膝彎曲，兩腳腳跟相對。
2. 兩手貼地，慢慢讓脊椎一節一節地往後躺，直到背部接近地面，臀部完全貼地，保持頸部自然曲線。
3. 吸氣，雙手舉高過頭後貼地，掌心朝上；讓腹部變柔軟，藉由地心引力，放鬆髖部並打開大腿內側；可停留2至5分鐘，並維持平緩深沉的呼吸。

■ 練習功效
伸展髖部和大腿內收肌；放鬆腹部，平撫消化和排泄器官，刺激並滋養骨盆的血液供應，減低生殖功能失調現象；開展胸部，穩定呼吸品質。

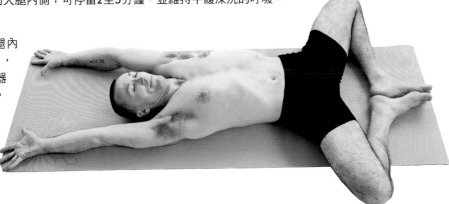

肩橋式 Setu Bandha Sarvangasana

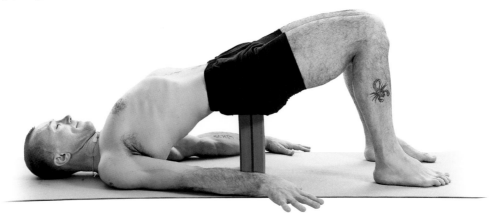

標準式

■ 練習步驟

1. 躺姿。吸氣，彎曲雙膝，兩腳平行踩地，腳踝接近臀部，雙膝對齊腳踝。吐氣，雙膝往前，拉長尾骨，抬高髖部。

2. 依照個人上背（視雙肩頂端是否能貼地）、下背和股四頭開展程度，調整磚塊為適當高度，並放在薦椎下方（脊椎的根基，位於下背部，是一大塊由5塊骨頭合成的三角形骨頭），使髖部平均地得到支撐。

3. 進入肩橋式後，維持5至10個深呼吸。確定雙肩頂端貼地，兩邊腋窩完全打開，維持後腦勺貼地、頸部處於中立位置，頸後和地面稍微保持些許縫隙，頸椎第7節才不至於受迫。

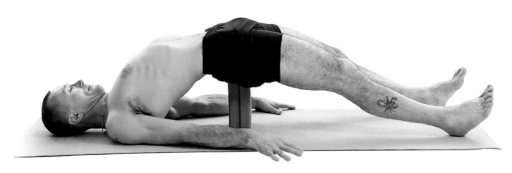

變化式

■ 練習步驟

1. 一次往前伸直一隻腳，腳跟貼地，雙腳平行向前延伸，雙腿保持中立位置且不外轉（若雙腿過度用力，會造成股四頭或小腿肌肉過度緊繃）。

2. 停留5至10個深呼吸；若雙腿伸直會引起不適，則降低磚塊高度。離開此動作時，先彎曲雙膝，回到肩橋式。

3. 吸氣，抬高髖部，將磚塊移到身體旁邊；吐氣，髖部緩緩貼地，再伸直雙腳。

■ 練習功效

　強化並開展胸部和肩膀，增強髖部（腹肌及髖屈肌），伸展腰椎及股四頭肌；活化全身神經系統，增添身體活力。

坐姿單腳前彎式 Janu Sirsasana

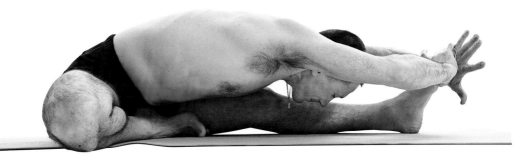

■練習步驟

1. 坐姿，雙腿朝前伸直，彎右膝，踩地。右手扶右膝，先往外轉動右髖部，再將右膝貼地，右腳跟抵住左大腿內側，盡量靠近左大腿內側根部（腹股溝）。

2. 雙手置於身體兩側，左邊坐骨往後移，保持髖部方正。吸氣，拉長脊椎，左手舉高，往上看；吐氣，從髖部往前彎，伸展腿後腱。

3. 右臀靠近左大腿，雙手在左腳掌後方互握，吸氣，稍微抬高雙肘，開展雙肩；吐氣，注視左腳趾或往下看，保持背部筆直，遠比頭部是否能靠近腳趾還重要。

4. 停留5至10個深呼吸，換邊重複動作，兩邊完成後才算結束一趟練習，時間足夠，則可練習兩趟。

■練習功效

伸展腿後腱肌群及下背部；打開髖部，按摩腹部器官，強化肝臟和脾臟，有助消化，增強並刺激腎臟及腎上腺；鎮靜神經系統。

抬腿抵牆式 Viparita Karani

■練習步驟

1. 靠牆坐好，抬高髖部，將長型抱枕橫放在雙膝下方，並與牆壁保持約半個手掌距離。坐骨抵住牆壁，讓抱枕支撐住薦椎和下背，保持平緩呼吸，至少停留5分鐘。

2. 離開此動作時，兩腳推牆，抬高髖部，移開抱枕後，髖部才貼地。接著，雙膝彎曲，身體轉向一側，推地起身，千萬別直接從抱枕上滾下來，容易受傷。若正值生理期，勿練習此姿勢。

■練習功效

頭下腳上的簡單倒立姿勢，可紓解腿部腫脹不適，儲備神經系統更多能量；消除疲勞，降低血壓，沉澱心情。

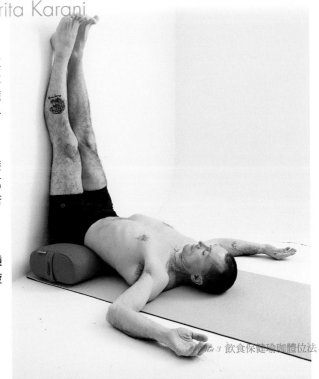

瑜珈人能量控制—腹部鎖印

　　鎖印（Bandha）並非體位法，而是一種生命能量（prana）的控制練習。將氣帶入身體某些特殊部位，並讓這股氣為身體帶來靈性的覺醒，共有喉部鎖印(Jalandhara Bandha)、根部鎖印（Mula Bandha）、腹部鎖印（Uddiyana Bandha）及大鎖印（Maha Bandha）四種。腹部鎖印可於瑜珈體位法前後練習，最適合於清晨時空腹練習；此鎖印將腹部朝脊椎方向上抬並內提，可按摩並緊實下腹部臟器，增強消化系統，強化心臟。

■ 練習步驟

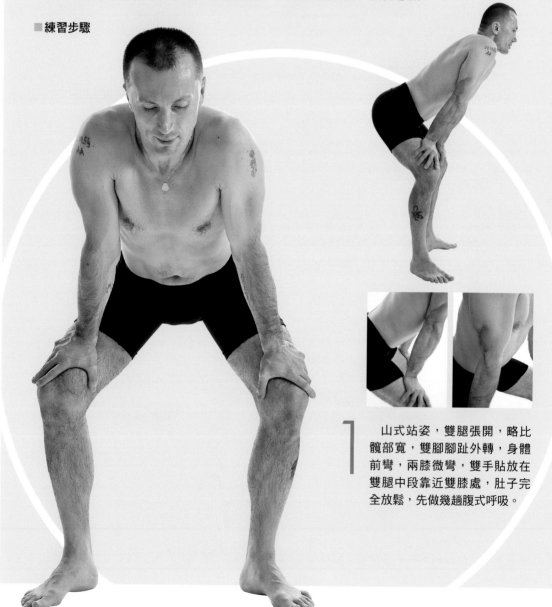

1　山式站姿，雙腿張開，略比髖部寬，雙腳腳趾外轉，身體前彎，兩膝微彎，雙手貼放在雙腿中段靠近雙膝處，肚子完全放鬆，先做幾趟腹式呼吸。

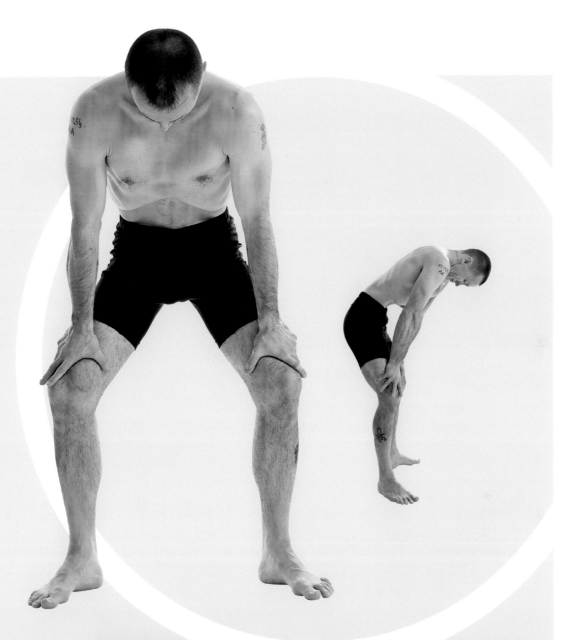

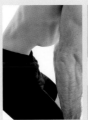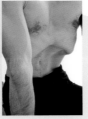

2
1. 保持雙手位置，鼻子深吸氣，嘴巴快速吐
   完氣；下巴靠近胸口的鎖骨中間凹陷處，
   稍微拱背，將腹部完全往脊椎方向內縮，
   並提往胸骨上方，同時放鬆腹部肌肉。
2. 最初，憋氣3至5秒；先抬頭，鬆開肚
   子，才慢慢吸氣（若在吸氣前收縮肚子，
   則抬頭動作會壓迫心臟）。幾次深呼吸
   後，重複練習3至5次。

■ 練習功效
讓能量由下腹部移往頭部，強化腹部器官。

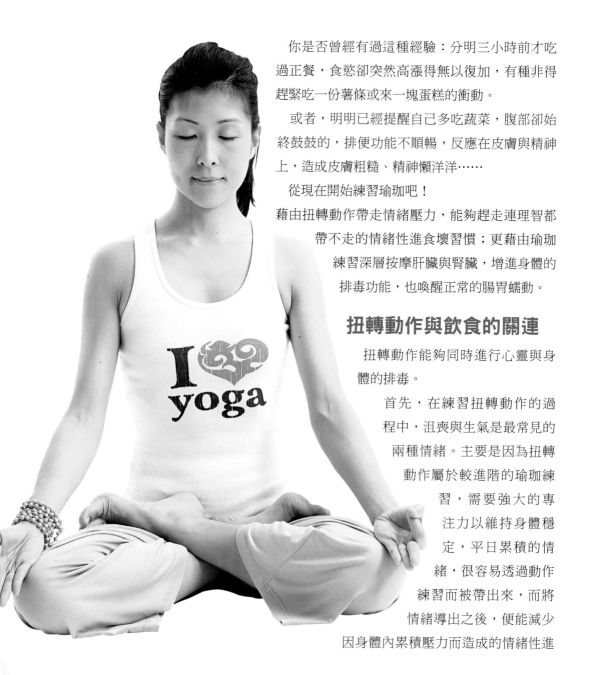

Part 3
瑜珈扭轉
改善情緒性進食

撰文／Hester　專業諮詢及示範／Pure Yoga Linda Shantih

你是否曾經有過這種經驗：分明三小時前才吃過正餐，食慾卻突然高漲得無以復加，有種非得趕緊吃一份薯條或來一塊蛋糕的衝動。

或者，明明已經提醒自己多吃蔬菜，腹部卻始終鼓鼓的，排便功能不順暢，反應在皮膚與精神上，造成皮膚粗糙、精神懶洋洋……

從現在開始練習瑜珈吧！

藉由扭轉動作帶走情緒壓力，能夠趕走連理智都帶不走的情緒性進食壞習慣；更藉由瑜珈練習深層按摩肝臟與腎臟，增進身體的排毒功能，也喚醒正常的腸胃蠕動。

扭轉動作與飲食的關連

扭轉動作能夠同時進行心靈與身體的排毒。

首先，在練習扭轉動作的過程中，沮喪與生氣是最常見的兩種情緒。主要是因為扭轉動作屬於較進階的瑜珈練習，需要強大的專注力以維持身體穩定，平日累積的情緒，很容易透過動作練習而被帶出來，而將情緒導出之後，便能減少因身體內累積壓力而造成的情緒性進

食。所以，只要扭轉時好好呼吸、讓情緒自然流洩，不需要壓抑情緒，透過呼吸帶走這些感覺，便能改善暴飲暴食的情形。

此外，扭轉時會按摩到我們的腸胃、肝、腎臟器官，讓吃進肚子裡的人工調味料、防腐劑，或是累積在食物當中的抗生素，透過扭轉動作來按摩消化器官，就像在幫肝、腎與腸胃做指壓一樣，協助腸胃恢復正常蠕動，達到身體排毒的作用。

當然，瑜珈練習也能喚醒身體對腸胃的知覺。對於累積過多生活壓力與緊張情緒的現代人，很容易以吃東西來紓解壓力。但經過瑜珈練習能提升腸胃的敏銳度，在每一次進食時，知道腸胃真正需要的是什麼，給腸胃潔淨的食物，放下暴飲暴食。

練習扭轉動作的十個提醒

1. 先把身體著地的重心位置放穩，確定自己的骨盆是正的，讓脊椎的線條拉長，尾椎往下，下腹部微收，頸椎與頭頂向上延伸，感覺頭上頂一本書，要把書往上頂的感覺，再進行扭轉。

2. 吐氣時進行扭轉較安全，因為吸氣時通常肌肉比較緊繃，吐氣時身體較放鬆，所以此時扭轉也比較有空間、比較安全。

3. 扭轉的過程中都要保持呼吸，不能憋氣，若憋氣排毒效果就會停止。

4. 不要暴力對待身體，當不能忍受、不舒服時就停止；若有舊傷，身體的練習幅度可不用太大。

5. 練習前三小時不要吃正餐，練習後一小時再用餐較理想。

6. 任何時間練習都很好，上班一整天累積的怨氣，晚間練習可以身心排毒。一次練習半小時到四十分鐘，一整套動作做完，一個動作約三分鐘，時間可隨體力調整。

7. 扭轉時一定要平衡，左右轉向都要練習，停留時間相同。練習時，對於比較辛苦、吃力的那一邊多停留一些時間，或者花多一點意識集中在身體，把意念放在身體較緊繃的部位。

8. 有些人不適合做扭轉，例如孕婦、有腸胃疾病、脊椎問題的人，最好需先與醫師諮詢確認安全無虞。

9. 練習扭轉時，如果有老師在旁邊指導會比較安全，還可幫忙帶出情緒。在家自行練習時不要勉強，一切適當即可。

10. 依照動作難易度步驟，每個部位的動作都必須熟練並且有把握後，才進行下一個動作的練習。

站姿前彎式 Uttanasana

■動作目的

做為進行扭轉排毒動作之前的暖身準備。

■分解動作

1. 雙腳打開與肩同寬，手握雙手手肘，上身朝前向下彎。
2. 保持肩膀的自然寬度，雙腳腳踝併攏，雙手放在兩腳腳踝兩側，上身貼大腿。
3. 放鬆背部，將雙手放在兩腿腳踝後側，身體與大腿緊貼。

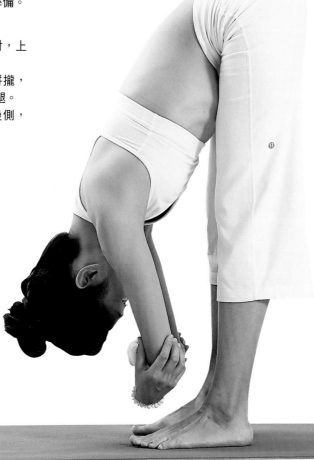

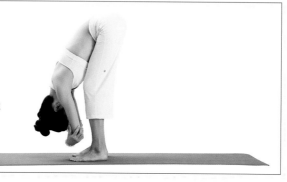

替代式：

此動作可調整為膝蓋彎曲。

■注意事項：

1. 膝蓋可微彎，讓整條脊椎順著地心引力向地板方向延長。
2. 大腿與下腹部貼緊。

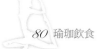

半蹲姿扭轉式 Parivritta Utkatasana

■動作目的

利用半蹲姿強化腿部力量的同時,使用扭轉動作,喚醒我們對胃腸的覺知。

■分解動作

1. 雙腳併攏,身體重心保持穩定,膝蓋彎曲往下蹲,背部放鬆直立,雙手合十置於胸前。

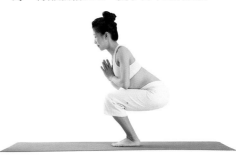

2. 穩定身體重心,上半身向左側扭轉,視線往上延伸。

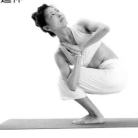

3. 右手手掌扶地,左手往身體上方延伸拉長,視線停留在左手指尖

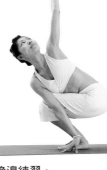

4. 回到 1. ,換邊練習。

■注意事項

1. 吸氣時延長整條脊椎,吐氣時才進行扭轉。
2. 肩膀保持開闊,兩腿膝蓋併緊並對齊。

側三角式姿扭轉式 Parivritta Pasvakonasana

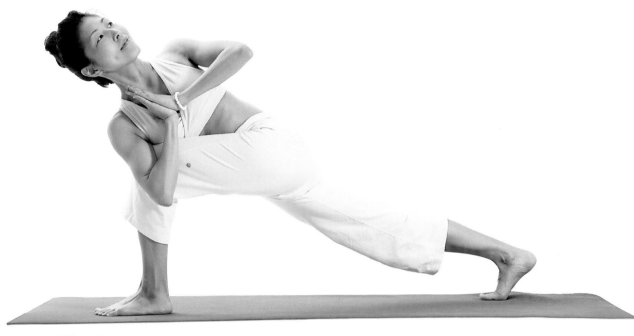

■動作目的

伸長腿部與手臂的同時，利用扭轉並配合呼吸，使腹腔器官能受到按摩，促進腸胃蠕動，幫助內臟排毒，舒緩情緒壓力。

■分解動作

1. 右腳膝蓋著地成跪姿，左腳膝蓋彎曲呈90度。雙手合十置於胸前。

3. 保持身體重心平穩，右腳向後伸直，雙手合十置於胸前。

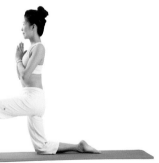

2. 背部直立身體朝前，身體往左側扭轉，左手放在臀部上方脊椎底部薦椎處。

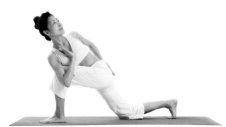

■注意事項

1. 練習時，雙腿有力的踩穩地板，尾椎往下延長。

2. 不翹臀，膝蓋朝正前方，不要內撇或外撇。

單腿站姿向後扭轉式

Parivritta Utthita Hasta Padagusthasana

■動作目的

　鍛鍊平衡感與專注力，伸展後側腿筋，並藉由扭轉提高身體對腸胃感覺的敏銳度，喚醒身體對腸胃意識的知覺。

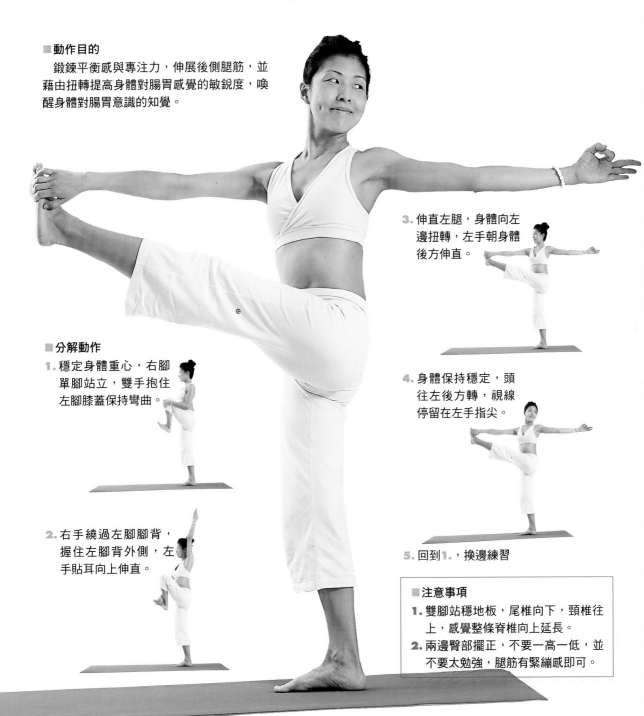

3. 伸直左腿，身體向左邊扭轉，左手朝身體後方伸直。

■分解動作

1. 穩定身體重心，右腳單腳站立，雙手抱住左腳膝蓋保持彎曲。

4. 身體保持穩定，頭往左後方轉，視線停留在左手指尖。

2. 右手繞過左腳腳背，握住左腳背外側，左手貼耳向上伸直。

5. 回到1.，換邊練習

■注意事項

1. 雙腳站穩地板，尾椎向下，頸椎往上，感覺整條脊椎向上延長。

2. 兩邊臀部擺正，不要一高一低，並不要太勉強，腿筋有緊繃感即可。

金字塔式前彎站姿扭轉
Parivritta Prasarita Padottanasana

■ **動作目的**

　使大腿內側與整條脊椎得到延長與伸展的同時，促進頭部的血液循環，並以扭轉式緩和地按摩胃腸肌肉，促進其正常運作。

■ **分解動作**

1. 雙腳內腳刀互相平行踩穩地板，打直雙腿，大腿內側有力。

2. 左手放於兩腳正中間，腹部微收。吐氣時，將右手往天空方向延伸，右胸口轉向天空，旋轉胸椎，腰椎部分保持穩定不動。

■ **注意事項**
1. 保持肩膀寬度，勿聳肩。
2. 彎腰時，左腰與右腰離地板等距離，擺正骨盆。
3. 視線與手指朝向正上方天空延伸。
4. 保持自然與穩定的正常呼吸。

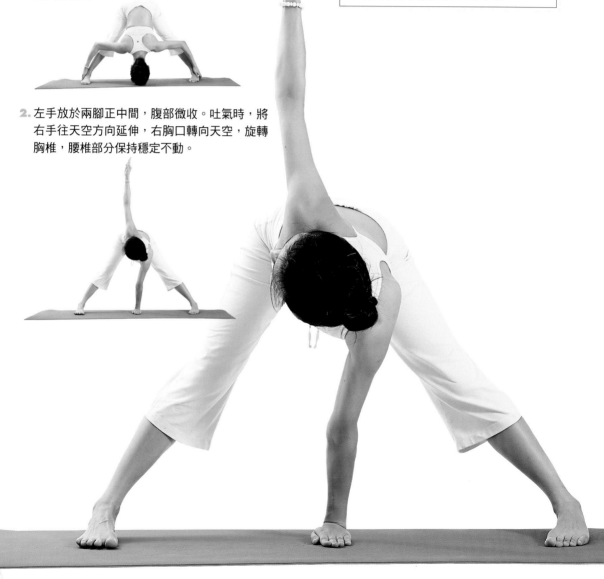

半魚王式坐姿扭轉 Ardha Matsyendrasana

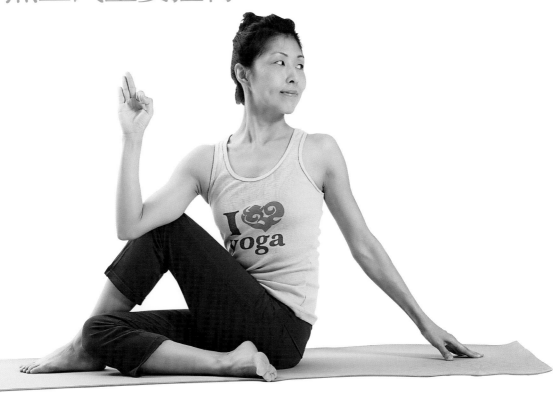

■動作目的

　　腿部姿勢彷彿像人魚尾巴一般，使大腿外側得到伸展，同時進行坐姿扭轉，使脊椎得到滋養，促進腸胃蠕動排毒。

■分解動作

1. 臀部著地背部放鬆打直，右腳成盤腿姿勢，左腳踝繞過右腿，右腳置於左臀外側，雙手抱住左腳膝蓋。

2. 吸氣，先把脊椎向上，身體向左後側扭轉，左手伸直，放在身體後方地板上，左手掌放在右腿外側。

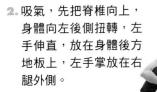

3. 吐氣時，右手手肘抵住左大腿外側，左手臂伸長，扶穩地板。

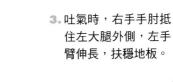

4. 回到**1.**，換邊練習。

■注意事項

1. 臀部兩邊穩坐於地板，不偏左臀或右臀。
2. 吸氣時先延長整條脊椎，尾椎往下，頸椎往上延長，吐氣時才進行扭轉。
3. 保持肩膀開闊，不聳肩，左右腰擺正，不要一前一後。

雙手互扣蹲姿扭轉式 Bound Rotated Squat Pose

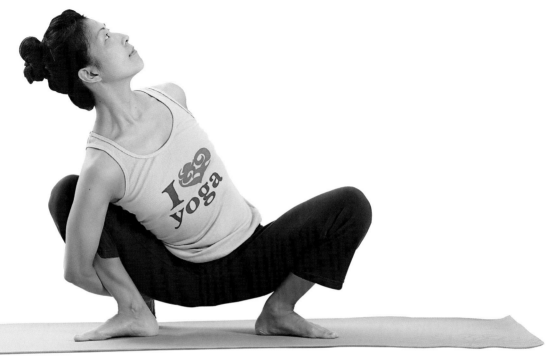

■ 動作目的

伸展大腿部內側，舒緩肩膀，同時使消化器官得到溫和按摩及扭轉，排除腸胃積氣。

■ 分解動作

1. 兩腳與臀同寬，腳趾朝外，身體重心穩定向下蹲，上半身打直，雙手置於胸前手掌相貼。

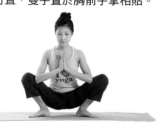

2. 身體往左側扭轉，雙手繞到背後，右手扣住左手手腕。

 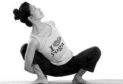

3. 回到1.，換邊練習。

替代式：

雙手打開，右手掌扶地，左手往後延伸。

■ 注意事項：

1. 肩膀與胸腔慢慢地張開，不勉強肩膀。
2. 尾椎向下，臀部不後翹，下腹部微收。
3. 保持呼吸的順暢，不可憋氣。

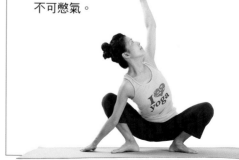

坐姿單腿前彎扭轉式 Janu Sirsasana

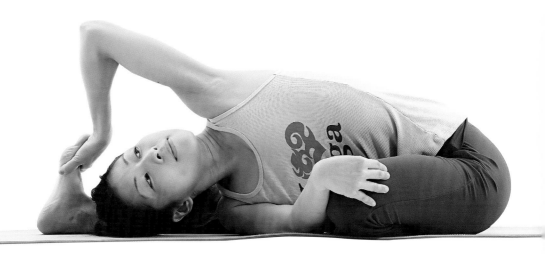

■動作目的：
　　使整條背部脊椎得到充分延長，並使緊張或不安的精神得到舒緩與放鬆，同時按摩胃腸。

■分解動作

1. 雙腿併攏伸直成坐姿，
　 上半身打直。

3. 上半身盡可能貼近大腿。

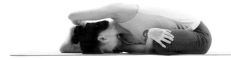

4. 上半身往左側扭轉。

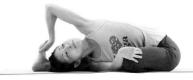

2. 身體朝前，雙手握住兩腳腳趾。腳尖向膝蓋方
　 向勾，使大腿後側貼地。

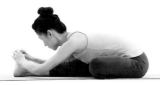

5. 回到2.，換邊練習。

■注意事項
1. 坐骨擺正，並坐穩地板，保持肩膀的寬度，
　 不聳肩。
2. 吐氣時保持腹部微收，再緩慢地進行扭轉。

躺姿脊椎扭轉曲腿式 Jathara Parivartanasana

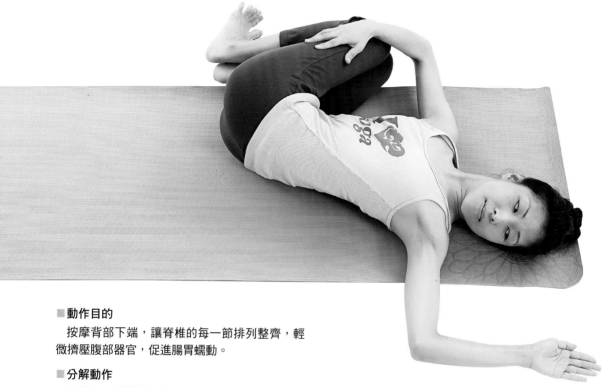

■動作目的

按摩背部下端，讓脊椎的每一節排列整齊，輕微擠壓腹部器官，促進腸胃蠕動。

■分解動作

1. 平躺，手臂呈九十度，掌心朝上，呈投降姿勢。雙腳併攏彎曲向上抬。

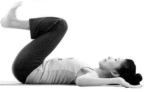

2. 膝蓋彎曲，腳趾勾向膝蓋方向。把兩膝往右腋下方向靠近，右膝著地，頭往左，眼睛朝左手看，左邊肩膀慢慢往地板方向貼近。

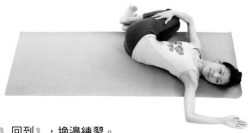

3. 回到1.，換邊練習。

■注意事項

1. 扭轉時動作不要太急。
2. 扭轉時注意膝蓋併攏。
3. 肚臍微收，背後尾椎勾向身體正面肚臍方向。

躺姿脊椎扭轉直腿式 Jathara Parivartanasana

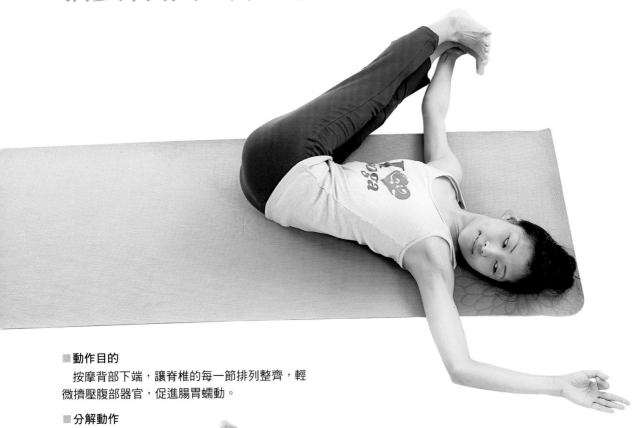

■ **動作目的**

按摩背部下端，讓脊椎的每一節排列整齊，輕
微擠壓腹部器官，促進腸胃蠕動。

■ **分解動作**

1. 平躺，手臂呈九十度，掌
   心朝上，呈投降姿勢。
   雙腳併攏伸直向上抬。

2. 上半身維持重心中立，腰部扭轉，放低雙腿，
   保持併攏。

3. 回到1.，換邊練習。

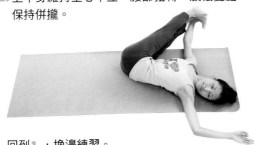

■ **注意事項**

1. 扭轉時注意雙腳併攏。
2. 肚臍微收，背後尾椎往身體正面肚臍方向。

側犁鋤式 Parsva Halasana

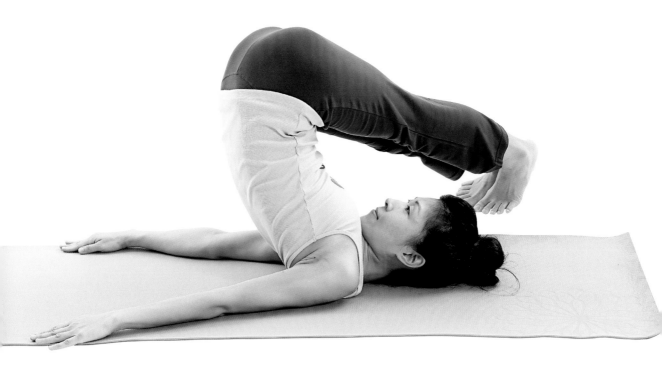

■ 動作目的

使脊椎得到伸展，舒緩脊椎壓力與不適。並將能量帶進頭部，提高腦部的供血量，讓大腦與神經系統得到充分放鬆，使心智與精神更加穩定。

■ 分解動作

1. 膝蓋彎曲、腳底貼地，將雙手平放於地板上。脊椎彎曲，臀部抬離地面，膝蓋與大腿舉到腹部上方。雙腿伸直與地面平行，手肘壓地，協助臀部移到肩膀上方，胸口靠近下巴，雙腳放鬆伸直。腳尖碰地，雙腿伸直。

2. 雙手貼地，雙腳移到右側，和緩的扭轉下背部，雙腳都在肩膀右側，脊椎保持居中。

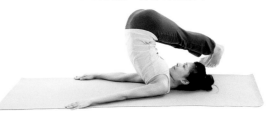

3. 回到到 1.，換邊練習。

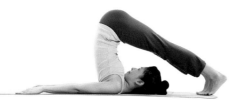

■ 注意事項

1. 扭轉時要注意身體兩側的扭轉保持相同時間。
2. 頭擺正。

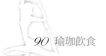

Part 3
上班族飲食保健瑜珈動作

　　許多上班族因為工作型態與時間的關係，常有飲食不正常或久坐的固定姿勢，造成飲食消化的問題，但礙於工作環境的場地限制，很難做到完整的瑜珈伸展。

　　因此，我們特別設計了方便上班族做的瑜珈動作，讓大家在工作中可以隨時伸展，解除飲食帶來的身體不適。

　　本系列動作需練習10至15分鐘，每週至少2至3次，可增加為3至5次；需空腹進行，最佳練習時段為午餐或晚餐前；一開始練習，身體或許尚未準備好，保持耐性，尊重身體極限，維持平緩呼吸。

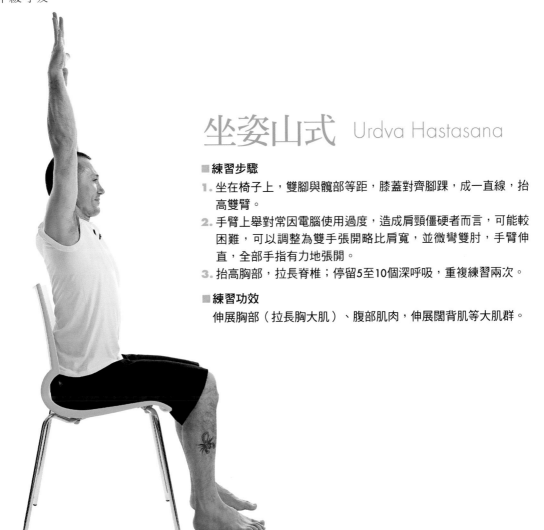

坐姿山式 Urdva Hastasana

■ 練習步驟
1. 坐在椅子上，雙腳與髖部等距，膝蓋對齊腳踝，成一直線，抬高雙臂。
2. 手臂上舉對常因電腦使用過度，造成肩頸僵硬者而言，可能較困難，可以調整為雙手張開略比肩寬，並微彎雙肘，手臂伸直，全部手指有力地張開。
3. 抬高胸部，拉長脊椎；停留5至10個深呼吸，重複練習兩次。

■ 練習功效
伸展胸部（拉長胸大肌）、腹部肌肉，伸展闊背肌等大肌群。

三角式 Trikonasana

■ 練習步驟

1. 前腳膝蓋靠近或位於椅子下方,讓髖部開展至90度,後腿腳趾尖稍微內轉。

2. 吸氣,伸直前方手臂後抬高;吐氣,先拉長前側身體,再往前並往下對折,前方的手貼住椅子後,才抬高後方手臂,雙眼注視上方手指,保持頸部寬闊而不被擠壓(頸部僵硬者改為注視旁邊,可紓解緊繃)。

3. 若腿後腱過緊者,上半身前彎時可不必往下太多,但仍須保持身體一直線的正位;停留5至10深呼吸,換邊重複。

■ 練習功效

　伸展腿後腱及大腿內收肌;伸展軀幹,拉長脊椎,強化背部,開展胸部,伸展肩膀及手臂,改善髖部柔軟度。

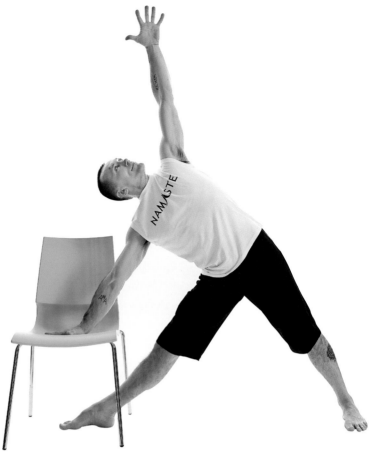

坐姿扭腰式 Seated Bharadvajasana

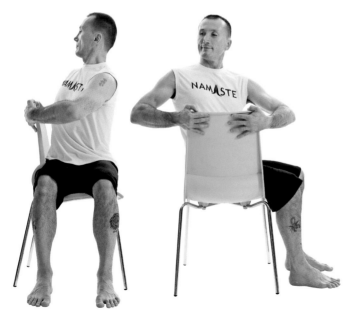

■ 練習步驟

1. 側坐在椅子,膝蓋和地面成90度並對齊腳踝,雙腳與髖部等距,身體坐高。吸氣,雙手握椅子邊緣,轉動雙肩往下,慢慢吐氣,扭轉軀幹,最後才轉動頸部,並注視肩膀方向(扭轉大原則——吸氣,拉長脊椎;吐氣,開始扭轉)。

2. 停留5至10個深呼吸,換邊練習;時間若充裕,可重複練習兩次。保持呼吸平順,勿限制呼吸,若變急促,則扭轉強度超出身體負荷,須立刻調整。

■ 練習功效

　增加脊椎彈性,靈活胸椎和腰椎,活絡背肌,刺激腹腔器官。

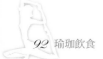

站姿扭轉式 Standing Marichyasana

■ 練習步驟

1. 一腳跨踩椅子，另一腳打直踩地，足底四個點穩扎入地，身體如同山式，從上到下成一平面（肩膀對齊髖部、膝蓋和腳踝，保持肩膀和髖部方正）。

2. 左手靠近左髖部，右手貼在左膝外側；吸氣，拉長脊椎，吐氣，左肩下沉，慢慢往左旋轉軀幹，但別讓左膝太往內偏；轉頭並注視肩膀方向；停留5至10個深呼吸，換邊練習，時間若充裕，可重複練習兩次。

■ 練習功效

增加脊椎彈性，紓解下背緊繃，釋放椎間盤深層壓力，正常化周邊神經系統功能；改善呼吸；緊實、按摩胃、肝臟、腎臟等腹部器官，增進周圍血液循環。

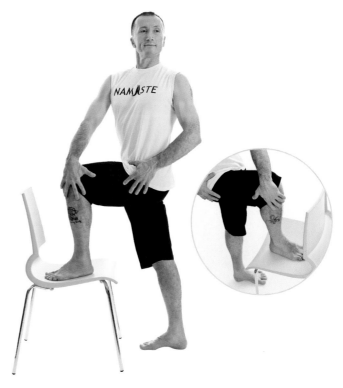

坐姿前彎 Seated Uttanasana

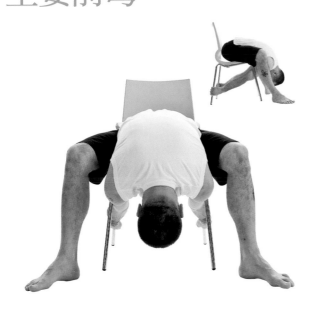

■ 練習步驟

1. 臀部坐在椅子中間，或貼近椅子邊緣，雙膝打開略比髖部寬，兩腳腳趾朝外約45度；吐氣，上半身慢慢前彎，雙手貼地，停留2至3個深呼吸。

2. 雙手抓住最後面的椅腳（柔軟度不足者可抓前方椅腳），放鬆頸部，維持平順呼吸；身體若位於正位，胸部會沉在雙膝之間，而非位於兩膝之下。停留5至10個深呼吸，慢慢吐氣，起身；可重複兩次本動作。

■ 練習功效

伸展下背及頸部，刺激腹部臟器；冷靜頭腦，使心情穩定下來。

上班族消化保健按摩手技

　　除了瑜珈動作的保健，還可以利用簡單的按摩手技來保養。藉由呼吸空氣進出身體，產生壓迫內臟的力量，並刺激腹部器官。此按摩有助於刺激腹部，可依需要練習，但請避開飽餐後；上班族以坐姿練習，若在家練習，則採英雄跪姿，當身體前彎時，按摩內臟效果更佳。

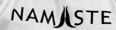■練習步驟

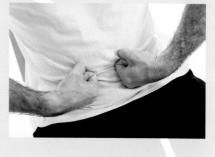

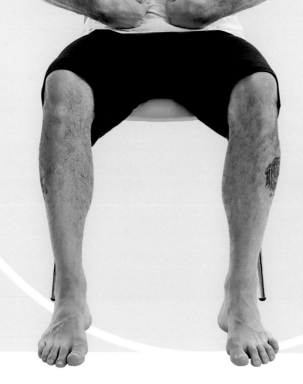

1　坐姿，雙腳打開與髖部等距，雙手握拳輕輕貼緊下腹部。

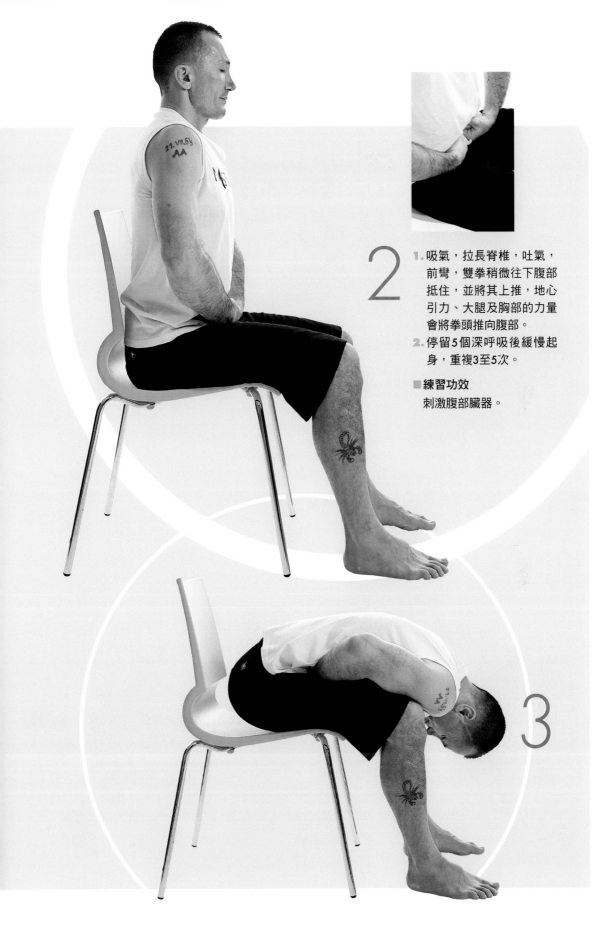

2

1. 吸氣，拉長脊椎，吐氣，前彎，雙拳稍微往下腹部抵住，並將其上推，地心引力、大腿及胸部的力量會將拳頭推向腹部。

2. 停留5個深呼吸後緩慢起身，重複3至5次。

■ 練習功效
刺激腹部臟器。

3

Part 3
日常保養瑜珈體位精華
》拜日式

採訪撰文／蔡玟燕　專業諮詢及示範／SPACE YOGA阿南（Adnan Tahirovic）S

拜日式喚醒身體

　　拜日式（Sun Salutation）堪稱瑜珈體位法精華，梵文為「Surya Namaskar」，原意為「向太陽問候」，源自於對初升起的太陽進行的一系列膜拜，由數個瑜珈體位組成。拜日式具有伸展、調整、強化並柔軟全身和脊椎的實質功效，能讓人更輕鬆進行深呼吸，並促進身體部位的血液循環，使人活力充沛。

　　拜日式是最佳的瑜珈暖身動作序列，不管是古典拜日式或進階拜日式，每個動作皆經過精心設計，必須一個接著一個進行，流暢地完成，並配合呼吸，能使人練習時迅速充滿元氣，並感受更多均衡與優雅。

　　建議可自行選擇基礎拜日式（重複5次）或較具挑戰性的進階拜日式（重複3次），做為日常練習基礎。當然，也可依照所需，多做幾趟拜日式。

　　須留意的是，遵照正位（alignment）練習、尊重自己的呼吸方式及身體極限。如果腿後腱太緊，則稍微保持膝蓋彎曲，以保護下背部。若手腕、肩膀有任何問題，也可採用修正方式練習，別在下犬式停留太久；觀察身體的重量如何分配。無論何時，當雙腳踩地，雙腳掌各4個點，或者更精準地來說，腳跟中間位置（即大小腳趾根部），全都必須安穩地往地面扎根；腳底的足弓上提，肌肉應平均使力以支撐住骨骼結構。

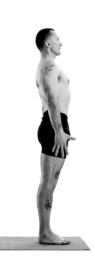

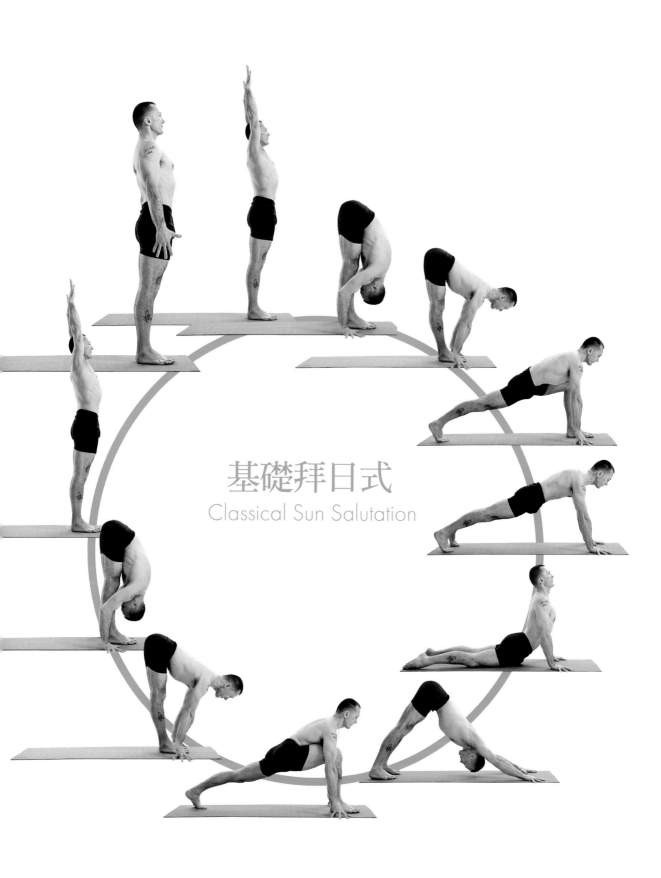

基礎拜日式
Classical Sun Salutation

基礎拜日式 Classical Sun Salutation

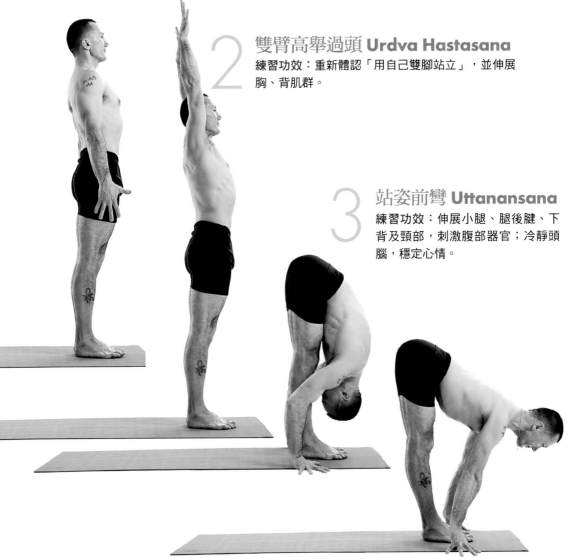

1 山式 Tadasana
練習功效：學習正確站姿，重建脊椎「自然曲線」。

2 雙臂高舉過頭 Urdva Hastasana
練習功效：重新體認「用自己雙腳站立」，並伸展胸、背肌群。

3 站姿前彎 Uttanansana
練習功效：伸展小腿、腿後腱、下背及頸部，刺激腹部器官；冷靜頭腦，穩定心情。

4 站姿半前彎 Ardha Uttanansana
練習功效：伸展小腿、腿後腱及背部肌肉。

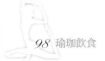

5 跑者伸展式 Runner Stretch

練習功效：伸展股四頭肌及髖屈肌，
並紓解下背部疼痛。

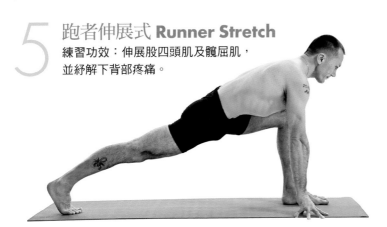

6 平板式 Kumbhakasana

練習功效：強化手臂（三頭肌）和手
腕；強化胸肌，開展上背部並紓解緊
繃的肩膀；緊實腹肌；
增加活力和自信。

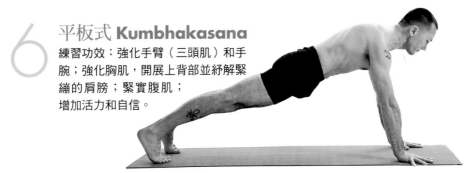

7 眼鏡蛇式 Bhusangasana

練習功效：增加脊椎（胸椎和腰椎）
彈性，開展胸部，訓練肩膀及背部間
的肌肉；強化並舒緩背部不適。

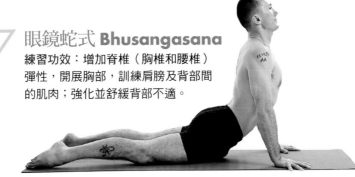

8 下犬式 Adho Mukha Svanasana

練習功效：伸展小腿、腿後腱、腳跟僵硬；強化手
臂、拉長肩膀、腹部和背部所有肌肉、解除頸部壓
力、刺激腹部臟器；具有半個頭倒立的功效，可紓
解壓力、消除疲勞、並恢復精力。

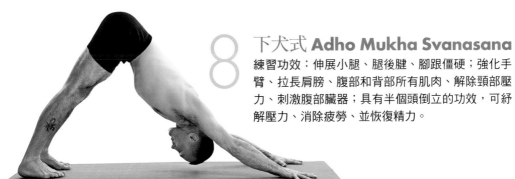

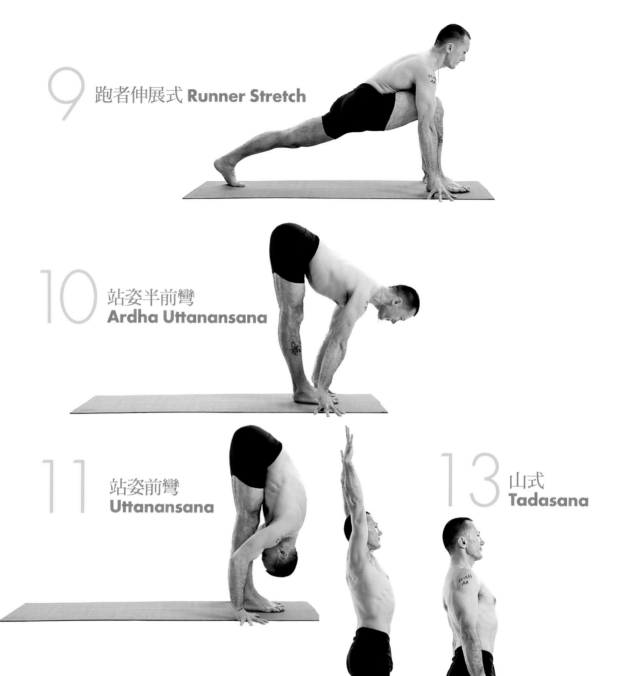

9 跑者伸展式 **Runner Stretch**

10 站姿半前彎
Ardha Uttanansana

11 站姿前彎
Uttanansana

13 山式
Tadasana

12 雙臂高舉過頭
Urdva Hastasana

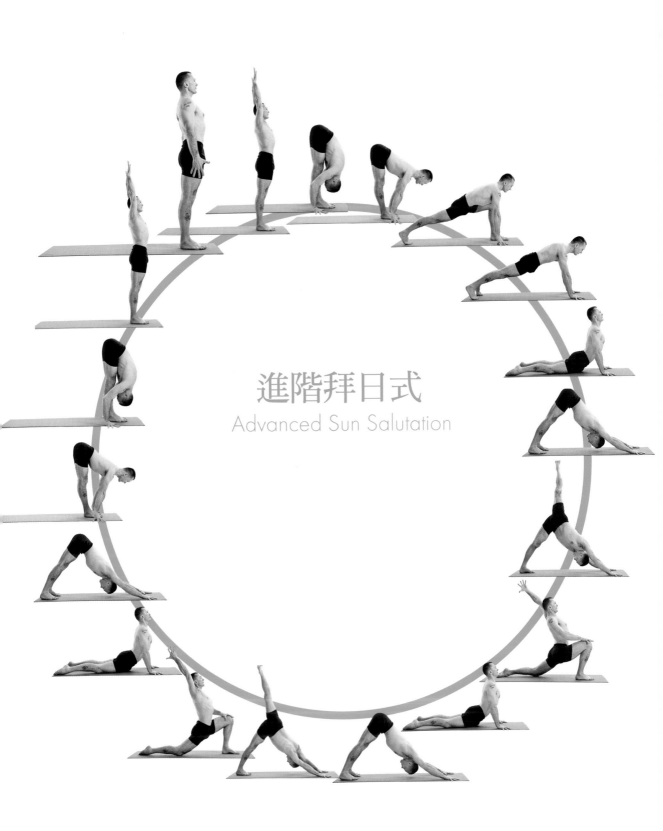

進階拜日式

Advanced Sun Salutation

進階拜日式 Advanced Sun Salutation

　　初階練習者或剛開始練習此套拜日式，先做五趟古典拜日式或3趟進階拜日式；若為進階程度者，或隨著練習時間增加，可視體力需要或練習進行10趟以上古典拜日式或進階拜日式。

　　這套進階拜日式極具能量，可培養更多耐力、元氣；請尊重身體極限，可依所需，多練習幾趟，可在下犬式停留2至3個深呼吸，甚至五個深呼吸。

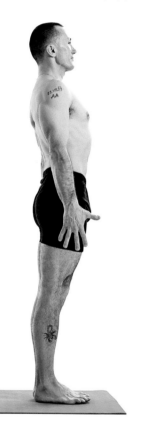

1 山式 Tadasana

■練習步驟

1. 雙腳併攏，兩腳跟互碰，雙腳大姆趾相對，所有腳趾貼地，雙膝緊靠，膝蓋骨上提，股四頭肌使力；雙臂放在身體兩側，收腹，挺胸，脊椎延長，頸部拉直，平均分配身體重量。
2. 練習時，不管開始或結束皆會回到此重要姿勢，故須妥善調整至正位。保持腳底全部8個點扎穩地面，讓脛骨、膝蓋、腳踝、肩膀及腳趾頭，全處於同一垂直平面：頭頂位於骨盆中間，並直接對準其位置，腋下前側展開來，且讓腎臟變得寬廣，稍微拉長尾骨，為了不壓迫下背部，請維持下背部自然曲線。

2 雙臂高舉過頭 Urdva Hastasana

■練習步驟

1. 為山式的延伸，吸氣，上抬手臂，保持手臂與肩同寬並相互平行，拉長手臂與上半身距離。
2. 稍微抬起肩膀，將手臂往後往回拉一點點，以便開展心胸，拉長胸大肌，並伸展闊背肌等背部大肌群。

3 站姿前彎 Uttanansana

■ 練習步驟

1. 肚子先放鬆。吸氣,啟動髖部,轉動骨盆底肌和大腿骨頂端,吐氣,身體往前再往下彎,雙手貼地。前彎時,若腿後腱過緊,則稍微保持膝蓋彎曲,以保護下背部。

2. 身體開展度若足夠,請確定雙腿由上到下是筆直的;腳踝、膝蓋和髖部位於同一平面,有助於拉長且伸展背部,稍微保持肩膀抬高,並確定頭頂與地面平行。

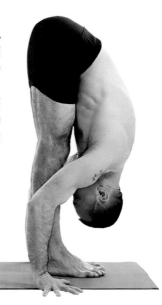

4 站姿半前彎 Ardha Uttanansana

■ 練習步驟

1. 吸氣,盡量抬高胸部,雙手貼地。

2. 為了維持背部呈現水平狀態,可將雙手放在脛骨或指尖點地;直視前方。

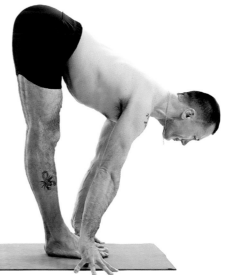

5 跑者伸展式 Runner Stretch

■練習步驟

1. 兩手手指貼地，右腳向後踩一大步，進入右邊的跑者伸展式。保持髖部和肩膀方正，左大腿和地面維持180度平行的角度。尾骨拉長，雙肩向後拉。

2. 全身充滿活力，雙手手指點地，抬起向後延伸那隻腿的腳跟後側，並推向一堵想像的牆壁。

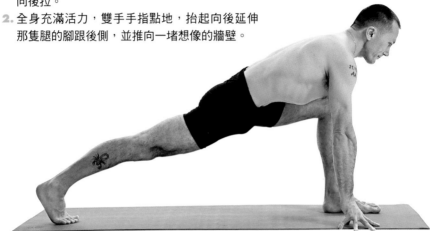

6 平板式 Kumbhakasana

■練習步驟

1. 此為拜日式裡一個具銜接、轉換功能的動作。從跑者伸展式直接將前腳後踩，走到平板式，不必停留太久，僅保持正常呼吸，不需多停留五個深呼吸，但仍須運用核心肌群，完成此動作。

2. 保持雙腿有力；肩膀不須位於手腕上方，雙手貼地，所有手指牢牢地往地板扎根。

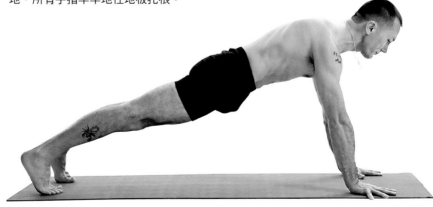

7 眼鏡蛇式 Bhusangasana

■練習步驟

1. 趴下。先用雙手力量將地板朝自己拉進來,保持雙肘略寬位置,肩膀往後並向下轉動;身體往下彎一半,再讓雙肘往身體兩側多一點內收,利用雙手力量將地板帶上來更多,讓胸腔再往上抬更高。
2. 確定尾骨拉長,兩腿內側伸長,兩邊腳跟分別對齊腳和脛骨,腳趾頭張開,腳背貼地。視個人頸椎柔軟度,可直視前方,也可稍微彎曲頸部向上看,但別過度彎曲頸椎。

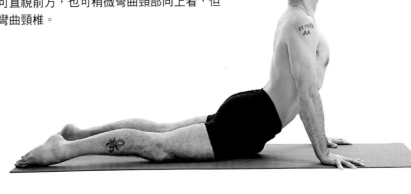

8 下犬式 Adho Mukha Svanasana

■練習步驟

1. 從眼鏡蛇式將身體推高,進入下犬式。雙手與肩同寬,雙腳與髖部等距寬站,保持左右手跟左右腳相互平行,食指和中指朝前,並相互平行,同時注意全部手腳是否穩穩地向下扎根。
2. 保持雙腳活躍,足弓上抬;手指頭全部張開,雙臂充分延伸,內外側手臂都完全地伸展開來。保持肩膀寬闊,拉長並放鬆頸部,最後會產生喉部鎖印(Jalandhara Bandha,鎖緊下顎可拉長頸部,有助氣的循環)的效果;雙腳緊實,兩腳腳跟貼地,若無法踩地,則稍微屈膝,千萬別彎曲下背部。

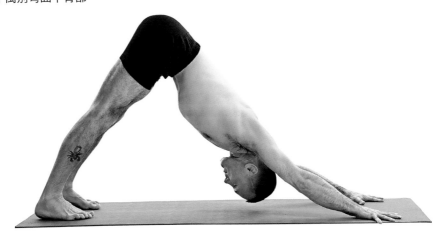

9 三條腿的狗 Eka Pada Adho Mukha Svanasana

■練習步驟

1. 保持左腳位於身體中線位置，重心移到左腳，右腳抬高，拉長尾骨，右大腿外轉，開展右髖部。

2. 此時，身體，尤其是肩膀會稍微扭轉，但盡量維持雙肩適當位置，別彎曲頸椎或讓雙肩內捲，縮短頸部，保持腹肌使力狀態，讓它盡量靠近恥骨，臀肌自然能使力，別讓上端的腳偏離身體中心線，並盡你所能地抬高上方的腿。

3. 為確定你沒有扭曲站在地上那隻腳的膝蓋，左腳須站穩地面，左足弓踩下來，眼睛和下犬式注視位置相同：看向兩腿之間即可。

■練習功效

開展髖部，伸展肩膀及手腕，增加腿後腱柔軟度。

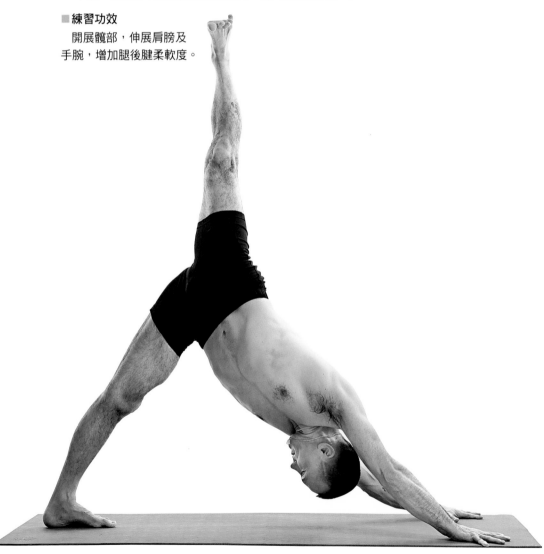

10 新月式 Anjaneyasana

■ 練習步驟

1. 右腳往前踩，左膝貼地，進入新月式。下腹部上提並內收，拉長尾骨，用右腿力量將地板拉向你，則可緊實右腿後腱肌群，並盡量打開左邊鼠蹊、伸展左邊的股四頭肌跟髖屈肌。

2. 左手抬高，左肩也隨之提高，但只讓左手臂往後拉，而不進入後彎，因為要伸展的是左身體的胸肌、腹肌及背肌（闊背肌），眼睛直視前方，別扭曲頸部。

■ 練習功效

伸展後腿的股四頭肌及深層髖屈肌、髂腰肌及身體上抬手臂那一邊的胸、腹和背肌；強化前腿的腿後腱肌群、伸展腎臟和肝臟。

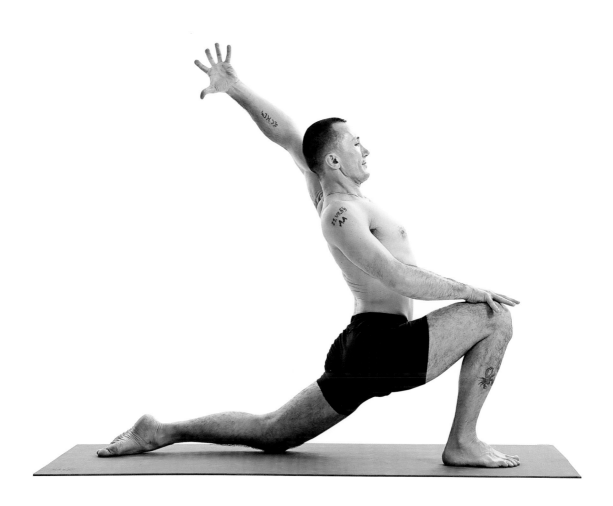

11 眼鏡蛇式 Bhusangasana

■ 練習步驟

雙手貼地，兩腳後踩，趴下，回到眼鏡蛇式。

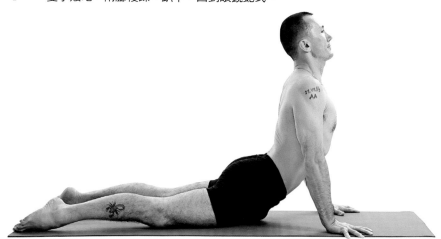

12 下犬式 Adho Mukha Svanasana

■ 練習步驟

推高身體，回到下犬式。

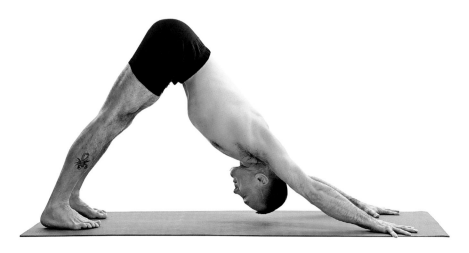

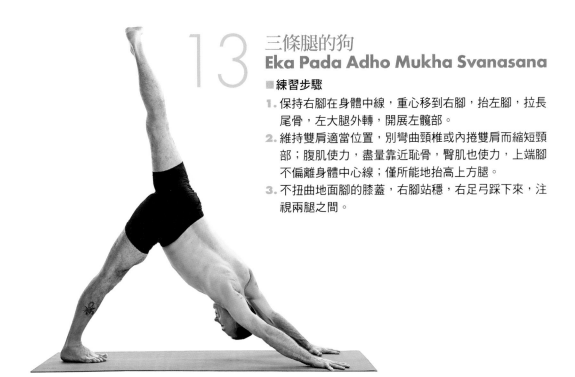

13 三條腿的狗
Eka Pada Adho Mukha Svanasana

■ 練習步驟

1. 保持右腳在身體中線，重心移到右腳，抬左腳，拉長尾骨，左大腿外轉，開展左髖部。

2. 維持雙肩適當位置，別彎曲頸椎或內捲雙肩而縮短頸部；腹肌使力，盡量靠近恥骨，臀肌也使力，上端腳不偏離身體中心線；僅所能地抬高上方腿。

3. 不扭曲地面腳的膝蓋，右腳站穩，右足弓踩下來，注視兩腿之間。

14 新月式 Anjaneyasana

■ 練習步驟

1. 左腳往前踩，右膝貼地。上提並內收下腹，拉長尾骨，左腿把地板拉向你，緊實左腿側，打開右鼠蹊、伸展右股四頭肌跟髖屈肌。

2. 抬右手，右肩也提高，右臂後拉。直視前方，別扭曲頸部。

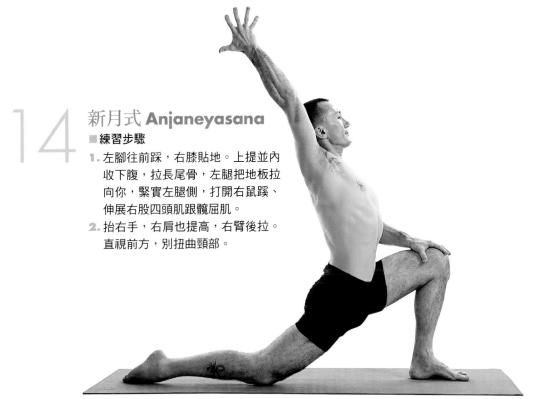

15 眼鏡蛇式 Bhusangasana

■練習步驟

雙手貼地，兩腳後踩，趴下，回到眼鏡蛇式。

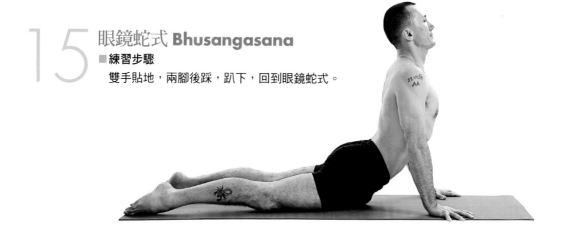

16 下犬式 Adho Mukha Svanasana

■練習步驟

身體推高，回到下犬式。

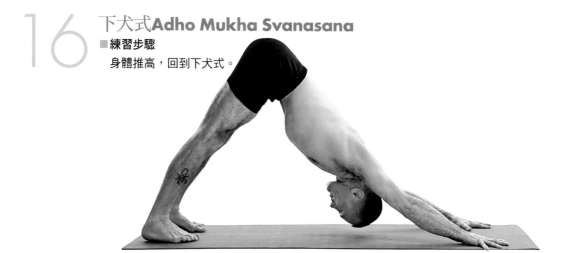

17 站姿半前彎 Ardha Uttanansana

■練習步驟

吸氣，右腳前踩，吐氣，左腳往前踩。吸氣，雙手貼地，抬胸；平背，雙手放脛骨或指尖點地，直視前方。

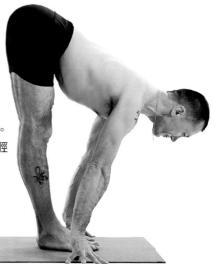

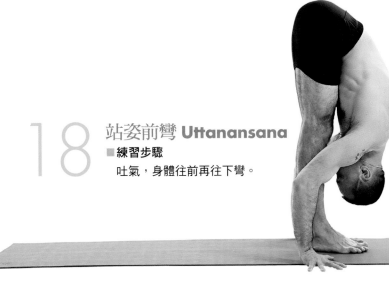

18 站姿前彎 Uttanansana

■ 練習步驟

吐氣，身體往前再往下彎。

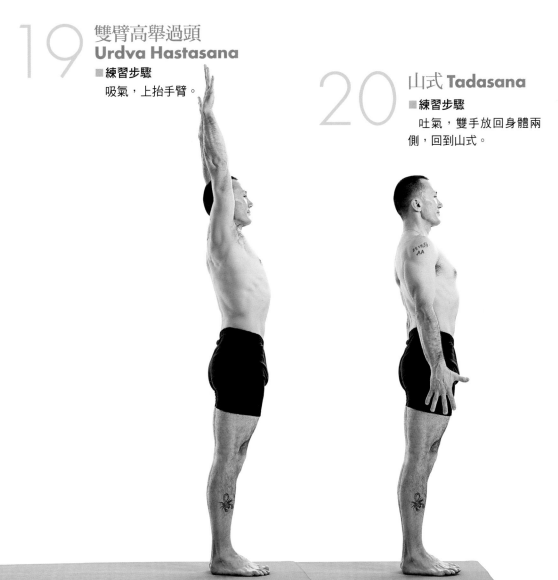

19 雙臂高舉過頭 Urdva Hastasana

■ 練習步驟

吸氣，上抬手臂。

20 山式 Tadasana

■ 練習步驟

吐氣，雙手放回身體兩側，回到山式。

國家圖書館出版品預行編目資料

瑜珈飲食-探索食物能量，實踐健康生活
／我愛瑜珈製作小組著.- 初版.
-臺北市：臉譜出版：家庭傳媒城邦分公司發行, 2009.04
面： 公分，

ISBN 978-986-235-023-2（平裝）

1.健康飲食 2.瑜珈 3.食譜

411.3　　　　　　　　　　　　　　　98004792

臉譜心靈養生系列 FJ2006

瑜珈飲食——探索食物能量，實踐健康生活

作　　　者◆我愛瑜珈製作小組
責任編輯◆胡文瓊、吳柔思
行銷企畫◆陳玫潾、陳彩玉、王上青
特約採訪◆杜韻如、林怡慧、林怡亭、陳秀麗、廖薇真、蔡玫燕
美術設計◆深藍工作室
攝　　　影◆子宇影像工作室 張緯宇、徐榮志

發 行 人◆涂玉雲
出　　　版◆臉譜出版 城邦文化事業股份有限公司
　　　　　台北市信義路二段213號11樓
　　　　　電話：886-2-23560933 傳真：886-2-23419100
發　　　行◆英屬蓋曼群島商家庭傳媒股份有限公司城邦分公司
　　　　　台北市中山區民生東路141號2樓
　　　　　客服服務專線：02-25007718；25007719
　　　　　24小時傳真專線：02-25001990；25001991
　　　　　服務時間：週一至週五上午09:30-12:00；下午13:30-17:00
　　　　　劃撥帳號：19863813 戶名：書虫股份有限公司
　　　　　讀者服務信箱：service@readingclub.com.tw
　　　　　城邦網址：http://www.cite.com.tw
香港發行所◆城邦（香港）出版集團有限公司
　　　　　香港灣仔駱克道193號東超商業中心1樓
　　　　　電話：852-25086231 傳真：852-25789337
新馬發行所◆城邦（新、馬）出版集團
　　　　　【Cite（M）Sdn. Bhd.（458372U）】11, Jalan 30D/146, Desa Tasik, Sungai Besi,
　　　　　57000 Kuala Lumpur, Malaysia

初版一刷 2009年4月21日
ISBN 978-986-235-023-2